大众安全与防护普及知识丛书　总主编　唐克东

农村饮水安全工程知识读本

孙士权　谭万春　吴方同　编著

黄河水利出版社

·郑州·

图书在版编目(CIP)数据

农村饮水安全工程知识读本/孙士权,谭万春,吴方同
编著. —郑州:黄河水利出版社,2011.2
(大众安全与防护普及知识丛书/唐克东主编)
ISBN 978 - 7 - 80734 - 995 - 2

Ⅰ.①农⋯ Ⅱ.①孙⋯ ②谭⋯ ③吴⋯ Ⅲ.①农村
给水 - 饮用水 - 给水卫生 - 普及读物 Ⅳ.①R123.9 - 49

中国版本图书馆 CIP 数据核字(2011)第 017650 号

组稿编辑:马广州 电话:13849108008 E-mail:magz@ yahoo. cn

出 版 社:黄河水利出版社
地址:河南省郑州市顺河路黄委会综合楼 14 层 邮政编码:450003
发行单位:黄河水利出版社
发行部电话:0371 - 66026940、66020550、66028024、66022620(传真)
E-mail:hhslcbs@126. com
承印单位:黄河水利委员会印刷厂
开本:850 mm×1 168 mm 1/32
印张:6.25
字数:160 千字 印数:1—8 000
版次:2011 年 2 月第 1 版 印次:2011 年 2 月第 1 次印刷
定价:20.00 元

前　言

　　我国是世界上人口最多的发展中国家,农民占全部人口的近70%,大众的生活、生产安全是全面建设小康社会、加快推进现代化进程、构建和谐社会、实现经济社会可持续发展的前提条件和基础。我国广大人民群众,尤其是广大农民对大众安全与危害救护知识缺乏了解,对安全常识、危险应对、灾害自救的重要性尚未引起高度重视。这些均与安全知识推广与宣传教育机制不到位,相关科学普及读物比较缺乏有很大的关系。

　　为了推广与普及安全知识,帮助广大人民群众了解一些常见危险和灾害的基本概念、原理,掌握基本的、实用的救护与应对方法、措施,把公众安全与健康落实到千家万户,尽可能减少各种危害所造成的损失,黄河水利出版社组织编写了大众安全与防护普及知识丛书。该系列丛书包括:《常见重大自然灾害及抢险救护》、《室内环境污染与防护》、《燃气安全使用与消防救护》、《电气安全基础知识》、《小型农田水利基本设施维护与使用》等。在编写中遵循"坚持标准、内容精练、结合实际、突出应用、通俗易懂"的指导思想,将广大人民群众作为主要的阅读对象,从有利于基层教学和农民自学出发,力求内容能适应基本生活、生产安全的要求。

　　水是生命之源,百姓饮用安全健康的水是其基本人权。

　　人们对饮用水中污染物对健康危害的认识最早是从致病细菌开始的。19世纪末,由于人类认识到严重危害生命的霍乱、伤寒、痢疾等传染病是通过饮用水传播的,才第一次把水质与健康直接联系起来。根据世界卫生组织有关消息,全球80%的疾病与饮用水水质有关。

　　我国农村地区因水致病并致贫的现象很普遍。由于饮水安全是人最基本的生存条件,党中央、国务院和各级党委、政府对农村饮水安全问题高度重视,胡锦涛总书记多次对饮水安全工作作出重要批示,在 2005 年中央人口资源环境座谈会上明确指出:要把切实保护好饮用水源,让群众喝上放心水作为首要任务。2011 年中央 1 号文件明确提出继续推进农村饮水安全建设。到 2013 年解决规划内农村饮水安全问题,"十二五"期间基本解决新增农村饮水不安全问题。积极推进集中供水工程建设,提高农村自来水普及率。据统计,2000~2008 年的 9 年间,全国共投入 618 亿元,其中中央安排资金311 亿元,地方配套和农民群众自筹 307 亿元,解决了 1.6 亿农村人口的饮水困难和不安全问题。

但是,由于各种原因,目前农村饮水安全还存在不少问题:①饮水水质超标问题。②水量不足、保证率低、用水不方便的问题。截至2009 年底,全国农村自来水普及率平均仅 38%,个别省份更低。③工程建设和管理存在的问题。主要表现为管理责任不明确、管理机制不活、制度不健全、水价不到位、水费计收难、工程运行管理和维修经费不足等,这些问题导致大量工程管理不善,效益不能充分发挥,有些工程甚至过早报废,给农村老百姓的生活生产带来一定的影响。

饮水安全就是保证饮用水达到国家饮用水水质标准的技术、标准、政策的总称,饮水安全的核心内容是水质安全。"水质"这一概念通常具有双重含义:一是水的性质,即水与其中所含的各种其他物质共同构成的综合特性,它包容了环境水质体系的各种特征和过程;二是指水的质量,即人类现代生产与生命保健对水质特性所要求达到的水平,它包含人类生活生产对水质提出的需求和保证需求达到的水质转化方式。保障公众喝上安全干净的水是国家、社会、企业的基本责任,普及科学饮水知识是企业家和科技工作者的使命。

农村饮水安全工程是个系统工程。从项目的规划、立项、资金筹措、勘察、设计、建设、运营管理到老百姓家中水龙头流出安全达标的饮用水,每个环节都应该遵循其相应的技术规范,每一项工作都应被科学地对待、每一个参与其中工作的人员都应有认真负责的态度。

作为本书的三位作者均出身于农村，藉此书也对所有辛勤为农村饮水安全工程的工程人员、管理人员和行政人员表示崇高的敬意和感谢。本书内容较为宽广、翔实、丰富，从饮水安全、饮水健康、农村饮水现状、国家与地方政策、国家标准、农村饮水污染与防控、水质检测方法、检测设备与仪器到饮水安全工程的规划、立项、资金筹措、典型工艺、工程施工、工程验收、工程运行管理和饮水应急处理。如能被各地的农村饮水工程的相关工作人员、给水排水工程专业的师生以及其他行业给水排水工程工作者使用和阅读，我们将感到非常高兴。

本书的策划和出版得益于黄河水利出版社的马广州先生，之前在马先生的帮助下，《村镇供水工程》得以付梓，此次马先生对农村饮水安全工程的热忱促使我们撰写了《农村饮水安全工程知识读本》。本书的编写过程得到了湖南省水利厅陈志江教授级高级工程师，湖南水利工程局徐建求和雷小波高级工程师，长沙理工大学的聂小保博士、王云波副教授、万俊力博士、蒋文祥硕士、周密硕士、林雪冰硕士、王韬硕士的无私支持和帮助。本书在编写过程中还引用了部分文献资料和政策、标准，在此谨对文献作者及所有关心、支持本书出版的全体同仁和以上人员，一并表示衷心的感谢。

本书可供农村饮水安全工程技术人员、管理人员和行政人员，大专院校师生、科研人员等阅读和使用。由于农村饮水安全工程对技术性和实用性要求强，具有很强的地域性和分散差异性，因此要求具体工程技术要结合实际情况，本书仅作参考。

限于作者水平，书中不足之处在所难免，敬请读者批评指正。

作　者
2011 年 2 月

目 录

第1章 饮水安全与健康

1.1 饮水安全

水是百姓生存最基本的条件,获得安全饮用水是百姓的基本需求,事关百姓的身心健康和正常生活。

饮水是人体的生理需要。身体每天摄入和排出的水量处于动态平衡状态。由于水是良好的溶剂且具有较高的比热容,因此是人体维持正常生理活动的必要因素。人们在饮水的同时,也将水中所含有的各种有益和有害的物质带入体内,对人体健康产生重要影响。如人体内生理、生化活动所需的各种营养成分,特别是无机盐类,大多可随摄入的水进入身体,水中一些微量元素也是人体所必需的。而水中的污染物、致命微生物及某些天然存在的化学成分则可引起媒介水传染病及公害病、地方病等。

饮水安全就是保证饮用水达到国家饮水卫生标准的技术、标准、政策的总称,饮水安全的核心内容是水质安全。"水质"这一概念通常具有双重含义:一是水的性质,即水与其中所含的各种其他物质共同构成的综合特性,它包容了环境水质体系的各种特征和过程;二是指水的质量,即人们现代生产与生命保健对水质特性所要求达到的水平,它包含百姓生活和生产对水质提出的需求和保证达到要求的水质转化方式。

1.2 饮水与健康

1.2.1 饮用水的重要性

水是生命之源,百姓饮用干净的健康饮用水是基本人权。保障公众喝上干净的水是国家、社会、企业的基本责任,为公众提供健康饮用水是构建和谐社会系统工程的重要组成部分。随着全国小康社会建设的推进,百姓对生活质量的要求不断提高,提倡健康饮水已成为适应时代发展的需要,普及科学饮水知识则是企业家和科技工作者的使命。

一般情况下,成人每天摄入和排出的水各约 2 500 mL。摄入体内的水大部分来自饮水,小部分来自食物以及人体内糖、脂肪和蛋白质代谢过程中产生的代谢水。水是人体的重要组分,正常成人体内水分含量约占体重的 65%,儿童体内的水分则可达到体重的 80%。正常人如果 2 ~ 3 天不喝水或失水过多(失水量达机体总水量的 20% ~ 30%)时,会危及生命。但身体摄水量过多,则破坏体内水盐代谢平衡,加重心脏和各个排泄器官的负担。此外,身体从外界环境中摄取的各种营养成分通过水输送到机体的各个部分。水能将溶于其中的某些物质离子化,使之成为细胞代谢的必需形态。细胞内各种代谢过程都要在水溶液中进行,同时溶解于水中的各种代谢废物通过排泄器官排出体外。水能贮存和吸收水中的热量,在调节体温过程中发挥重要作用。

1.2.2 饮水安全与健康

饮用水是否安全将直接影响到使用者的健康,关系到百姓生活质量的改善与提高。安全的饮用水不会因饮入此种水后发生传染病和地方病,长期饮用后也不会发生某些慢性病或者产生对健康不利的影响。百姓日常生活中的饮用水主要是以地表水、地下水或者雨(雪)水为水源,将其贮存并处理后作为饮用水和生活用水。

人们对饮用水中污染物对健康危害的认识最早是从致病细菌开始的。19 世纪末,由于人类认识到严重危害生命的霍乱、伤寒、痢疾等传染病是通过饮用水传播的,才第一次把水质与健康直接联系起来。通过饮用水传播的病原微生物有细菌、病毒、原生动物和肠虫等。基于这一认识,人们采取了许多卫生和净化手段以减少致病微生物的威胁。由于采取了这些措施,水致传染病的发病率大幅度降低。

随着分析技术的发展,研究人员在饮用水中发现多种化学物质,其浓度足以造成饮用者有致癌的潜在威胁。饮用水中致癌物的分类可以有不同的方法,这里以进入饮用水的方式分类。第一类通过自然因素在水源地进入水体,主要有砷、石棉和放射性物质;第二类由人类生产、生活产生的污染物进入水源地水体,如硝酸盐、有机化合物;第三类是在水处理过程中产生的,主要是氯的化合物。地方病与水质的关系是一个非常典型的问题。由于饮用水所导致的地方病是饮用水中某些微量元素过多或严重缺乏而引起的地方性非传染性疾病,这些化学元素是人体中激素、酶和维生素的组成成分或是人体组织或器官不可缺少的成分,因此过多或过少,均会引起疾病。

我国常见的与饮用水有关的生物地球化学性疾病是地方性氟中毒(直接或间接饮用含氟超标的水)、地方性甲状腺肿(直接或间接饮用低含碘量的水)和地方性砷中毒(直接或间接饮用含砷超标的水)。水体化学性污染对健康的影响有两种途径:一是直接饮用污染水而发生的危害,多为偶然性事故性污染。二是水体污染后,通过水生生物或经食物链富集和传播,使食用者发生慢性中毒。据世界卫生组织(WHO)全球统计,全球80%的疾病是饮用水被污染造成;50%的癌症与饮用水不洁有关。

饮用水中含有的组分和污染物质直接影响人们的身体健康,下面介绍主要的组分和污染物质及其危害。

1.2.2.1　总大肠菌群

总大肠菌群是肠道中并存的三大类细菌之一(其他两类分别是肠球菌群和产气荚膜杆菌群),水中大肠菌群的多少,可以反映水体被粪便污染的程度,并间接表明肠道致病菌存在的可能性。大肠菌群一般包括大肠埃氏杆菌、产气杆菌、枸橼酸盐杆菌和副大肠杆菌。根据不同的生物学特性将致病性大肠杆菌分为5类:致病性大肠杆菌(EPEC)、肠产毒性大肠杆菌(ETEC)、肠侵袭性大肠杆菌(EIEC)、肠出血性大肠杆菌(EHEC)、肠黏附性大肠杆菌(EAEC)。一般情况下,大肠埃氏杆菌不会致人疾病,但在特殊情况下,此菌能够诱发人体的防卫机制而诱发毒血症、腹膜炎、膀胱炎及其他感染;副大肠杆菌也常在痢疾或伤寒病人的粪便中出现。因此,我国现行生活饮用水卫生标准规定水体中不得检验出此类微生物。

1.2.2.2 砷

砷是人体非必需元素。单质砷几乎无毒性,有机砷化合物的毒性也相对较低,无机砷化氢毒性最强,其次是亚砷酸盐,再次是砷酸盐。长期饮用砷含量高的水会导致砷慢性中毒,进入人体中的砷特别易于在毛发和指甲中积蓄。砷中毒的潜伏期比较长,有时超过几年甚至几十年,其初期症状一般表现为不适和疲劳、食欲差、消化不良、恶心呕吐、皮肤黏膜干燥或炎症,进一步的症状有头痛、末梢神经炎、腱反射迟钝、知觉神经障碍、皮肤过度色素沉着、皮肤过度角化症、肌肉萎缩、脱毛、肢体血管痉挛及坏死等,并一般还伴有内脏脂肪变性、高度衰弱、心脏麻痹等。现有充分的流行病学证据表明,无机砷是人体皮肤和肺部的致癌物,还可使染色体发生畸变。

1.2.2.3 镉

镉不是人体的必需元素。镉的毒性仅次于汞,可通过消化道吸收,食用受镉污染的水浇灌的农作物以及直接饮用受镉污染的水,都可导致镉进入人体。镉进入人体后可随血液在所有脏器分布,其中大部分聚集在肾脏和肝脏,潜藏期可达 10～30 年。镉能引起肾功能障碍,干扰免疫球蛋白的制造,从而降低机体的免疫力。镉能造成骨质疏松和骨质软化而使骨骼变形及骨折,最终导致死亡。镉还是一种三致性和环境激素类毒物,一旦进入人体就可以与相关受体结合,产生一系列生物反应,诱使人体组织和内脏器官发生不同程度的病变,镉中毒还可引起前列腺癌和呼吸道癌。

1.2.2.4 铬(六价)

铬是人体必需的微量元素,参与脂类代谢,能促进人体内胆固醇的分解和排泄。缺铬时会影响糖类和脂类代谢,但浓度过高又会对人体健康造成重大危害。当摄入 1~5 g 铬酸盐就会造成严重的急性反应，如胃肠紊乱、出血性体质及抽搐、心血管休克进而导致死亡。尤其是六价铬更易于被人体吸收并在体内蓄积。铬化合物能引起皮炎、湿疹、鼻炎、气管炎、头疼、恶心、呕吐、腹泻、血便等全身性病症，同时引起染色体变异，并具有致癌性。

1.2.2.5　铅

铅是一种严重的环境毒物和神经毒物，具有很强的蓄积性，对人体毒害很大。进入人体的铅会与血液中红血球结合，再输送至全身。铅中毒的主要症状是：急性中毒症状有腹绞痛、呕吐、腹泻、便秘、昏睡、迟钝、注意力不集中、失去记忆、幻觉、易动怒、烦躁不安、中毒性脑炎、周围神经炎、肌肉震颤、痉挛等；慢性中毒症状有食欲不振、贫血、手腕麻木、关节痛、疲劳、失眠、昏睡、脑症、易激动、神经衰弱、肝肾损伤、心血管小动脉硬化以及男女生殖功能异常等。

1.2.2.6　汞

汞对人体健康的危害与汞的化学形态、环境条件和侵入人体的途径、方式有关。在汞的三种化学形态中，有机汞的毒性较无机汞和金属汞大，而无机汞又可通过生物代谢转化为有机汞化合物甲基汞，甲基汞一旦进入人体极易被胃肠吸收，然后经血液循环进入肝脏，最后经转移扩散至大脑或胎盘。急性汞中毒可表现为休克、心血管系统功能和肾功能以及胃肠道严重损伤，慢性汞中毒可使人的性格变得胆小怕羞、孤独、厌烦、消极抑郁、易激怒，有时候行为怪癖、自觉口内有金属味、口腔黏膜充血、牙龈红肿、牙齿松动、牙龈或口颊黏膜出现色素沉着，亦可出现汞毒性震颤。此外，甲基汞还能够通过母体而影响胎儿的神经系统，导致新生儿出现智能发育障碍、运动机理受损、流涎等脑性小儿麻痹症。

1.2.2.7　氰化物

氰化物引起中毒在于氰离子与细胞色素氧化酶的结合，使细胞丧失了摄取和利用氧的能力，从而导致细胞缺氧和窒息。氰化物急性中毒可致人死亡，据资料介绍，氰化氢对成人的平均致死剂量为

100 mg 左右,氰化钠为 150 mg,氰化钾为 200 mg。

1.2.2.8　氟化物

氟是人体不可或缺的营养元素之一,但人体对氟的要求是有严格定量的,摄入过多或过少都会影响人体的健康。饮用水的氟含量是地方性氟病的主要诱因,主要是氟斑牙和氟骨症。国内调查资料表明,水中氟含量在 0.5 mg/L 以下的地区,人群龋齿率为 50% ~ 60%;水中含氟 0.5 ~ 1.2 mg/L 的地区,人群氟病很少。氟含量大于 1.5 mg/L 时,中度与重度氟斑牙患者明显增多,氟含量大于 4.5 mg/L 时,会引发氟骨症并使神经和肌肉组织受损,氟含量大于 6 mg/L 时,会导致酶系统活力降低,骨的形成受阻,氟含量大于 20 mg/L 时,可导致骨骼变形、肢体残疾。

1.2.2.9　三氯甲烷

三氯甲烷又称氯仿,是饮用水氯化消毒过程中的主要副产物。进入人体内的氯仿可遍布于全身各个部位,其中在脂肪、血液、肝脏、肾脏、肺脏和神经系统中浓度最高。氯仿造成的最常见毒性是对肝中心小叶区的损伤。肝脏损伤的早期症状主要表现为脂肪浸润和气球样变,之后逐步发展为小叶中心坏死,直至大面积坏死而危及生命。氯仿还会引起人的肾小管坏死和肾功能不全,也会诱发呼吸和心率紊乱与衰竭。

1.2.2.10　亚氯酸盐

亚氯酸盐在水中的形成多见于二氧化氯消毒的副产物。据世界卫生组织的调查,亚氯酸盐属于能够生成高铁血红蛋白的化合物,长期饮用含有低浓度亚氯酸盐的水会造成溶血性贫血,饮用高浓度亚氯酸盐的水则会造成高铁血红蛋白的升高,导致生物个体成长速度减慢和幼胎夭折,还会影响肝功能和免疫反应,促使肝脏产生坏死病变。

1.2.2.11　铁

铁是人体的必需元素,是人体血液中运输和交换氧所必需的成分,参与血红蛋白、细胞色素及各种酶的合成。人体缺铁或利用不良将导致发生贫血、免疫功能障碍和新陈代谢紊乱等。当然，人体内铁决非越多越好，体内多余之铁会储存于蛋白质上，结合成铁蛋白，促使不稳定的自由基破坏机体组织而损害心脏，同时血液中的铁蛋白也会与胆固醇相互作用而促使心脏病恶化。

1.2.2.12 锰

锰是一种人体必需的微量元素，参与一些酶的构成，而且在蛋白质、DNA 和 RNA 合成中发挥作用，还在胚胎的早期发挥作用，具有促进生长发育、强壮骨骼、防治心血管病的功能，因此摄入不足肯定对健康有害。但是过量摄入锰则会危害人体中枢神经系统，引起锥体外系功能障碍，出现虚弱、颓废、四肢笨拙、眼球集合能力减弱、眼球震颤、睑裂扩张、肌肉张力减退等症状，慢性锰中毒还会引起生殖功能的退化。

1.2.2.13 铜

铜是人体必需的微量元素之一，体内铜除参与构成铜蓝蛋白外，还参与多种酶的构成，能够促进血红蛋白的生成和红细胞的成熟，影响造血过程及铁的吸收利用。铜的缺乏会导致结缔组织中胶原交联障碍以及贫血、白细胞减少、动脉壁弹性减弱和神经系统症状等，引起心脏增大、血管变弱、心肌变性和肥厚，以及主动脉弹性组织变形进而导致动脉病变、诱发胆固醇增高和冠心病发生等，体内铜缺乏还会导致头发颜色改变或变淡。但是过量摄入铜的危害也十分大，会出现呕吐、腹泻、恶心等急性症状，长期铜过剩则会引起肝炎、畸胎、心血管病、大骨节病及食管癌等。

1.2.2.14 锌

锌是所有生物体所必需的元素，其作用十分广泛，具有近 200 种含锌酶，能促使细胞生长、蛋白质合成和免疫力增强。锌是睾丸维持正常生理作用所必需的阳离子，男性长期缺锌会导致精子数量明显减少、睾丸萎缩、阳痿以及脸上生长痤疮。锌对生长发育旺盛的婴儿、儿童更为重要，缺锌地区的青少年多见有生长缓慢、侏儒、性器官发育不良现象，成人缺锌会造成食欲减退、味嗅觉丧失、妊娠畸胎、闭经和心血管病。另外,锌还能增强创伤组织的再生能力,加速溃疡、痤疮、外伤愈合。当然,过量摄入锌也会引起抑制巨噬细胞大的作用,并会产生恶心、呕吐、腹泻等急性病症或伴有出血、腹部痉挛、发育不良等慢性症状。过量的锌还会影响其他微量元素的吸收。

1.2.2.15　挥发酚类

从卫生学角度讲,影响饮用水安全的主要是挥发性酚类化合物,即通常认为的沸点在230 ℃以下的一元酚,酚及其化合物具有中等以上毒性,可经皮肤、黏膜、呼吸道和口腔等多种途径进入人体。酚物质属于细胞原浆毒,在体内的毒性作用是与细胞原浆中的蛋白质发生化学反应,形成变形蛋白质,使细胞失去活性。酚及其化合物所引起的病理变化主要取决于浓度,低浓度的能导致细胞变性,产生不同程度的头昏、头痛、精神不安等神经症状以及食欲不振、吞咽困难、流涎、呕吐、腹泻、出疹、瘙痒、贫血等慢性症状。高浓度的能使蛋白质凝固而引起急性中毒,出现大量出汗、肺水肿、肝及造血器官损害、黑尿、受损组织坏死、虚脱甚至死亡。酚还是一种促癌剂,达到一定剂量后显示出弱的致癌作用。

1.3　我国农村饮水安全状况

1.3.1　我国农村饮水历史

农村饮水安全,就是让农村居民能够及时、方便地获得足量、卫生、负担得起的生活饮用水。

农村饮用水安全卫生评价指标体系分安全和基本安全两个档次,由水质、水量、方便程度和保证率四项指标组成。四项指标中只要有一项低于安全或基本安全最低值,就不能定为饮用水安全或基本安全。水质:符合国家《生活饮用水卫生标准》要求的为安全,符合《农村实施〈生活饮用水卫生标准〉准则》要求的为基本安全。水量:每人每天可获得的水量不低于 40～60 L 为安全,不低于 20～40

L 为基本安全。方便程度:人力取水往返时间不超过 10 min 为安全,取水往返时间不超过 20 min 为基本安全。保证率:供水保证率不低于 95% 为安全,不低于 90% 为基本安全。

我国农村地区幅员辽阔,南北纵跨热带、亚热带、温带三大气候带,地形变化复杂,因此水文地质条件差异性很大,从而决定了饮用水水源类型多种多样。中国饮用水水源类型,主要有江河水、水库湖泊水、坑塘窖水、井水及泉水五种类型。

江河和水库湖泊水不仅是城市集中供水的取水水源地,还是集镇及分散型农村饮用水水源地。在中国北方部分地区,利用坑塘及人工挖的水窖收集雨水,作为饮用水水源。井水是古老的人工水源,在农村比较普遍。泉水是山区农民的一种饮用水源,南方较多。

新中国成立后,党和政府历来重视农村居民的饮水困难问题,特别是改革开放以来,农村饮水解困工作力度不断加大,"十二五"期间,中央投资力度进一步加大,饮水解困工作进一步科学、规范,使农村严重的缺水问题得以缓解。农村饮水解困历程大体经历了以下几个阶段:

(1)20 世纪 50~60 年代,国家重视以灌溉排水为重点的农田水利基本建设,结合蓄、引、提等灌溉工程建设,解决了一些地方农民的饮水难问题。

(2)20 世纪 70~80 年代,解决农村饮水问题正式列入政府工作议事日程,采取以工代赈的方式和在小型农田水利补助经费中安排专项资金等措施支持农村解决饮水困难。1983 年国务院批转了《改水防治地方性氟中毒暂行办法》,1984 年批转了《关于加快解决农村人畜饮水问题的报告》以及《关于农村人畜饮水工作的暂行规定》,逐步规范了农村饮水解困工作。

(3)20 世纪 90 年代,解决农村饮水困难正式纳入国家规划。1991 年国家制定了《全国农村人畜饮水、乡镇供水 10 年规划和"八五"计划》,1994 年把解决农村人畜饮水困难纳入《国家八七扶贫攻坚计划》,进一步通过财政资金和以工代赈渠道增加投入。90 年代后期,甘肃省实施了"121雨水集流工程",贵州省实施了"渴望工程",内蒙古自治区实施了"380饮水解困工程",四川省安排了财政专项资金用于人畜饮水工程建设项目等。到1999年底,全国累计解决了约2.16亿人的农村饮水困难问题。

(4)2000年以来,党中央提出了"三个代表"重要思想和以人为本的科学发展观,各级政府及有关部门调整工作思路,加大了农村饮水解困工作力度。2004年基本结束了我国农村严重缺乏饮用水的历史,农村饮水工作进入了以保障饮水安全为中心的新的历史阶段。

此外,我国还实施了多个与农村饮水有关的国际合作项目和社会慈善捐助活动。1985年以来,全国爱卫会与部分地方政府利用世行贷款实施了"中国农村供水与环境卫生项目",贷款总额3.7亿美元,累计解决了农村2 437万人的饮水问题。1991年以来,水利部等有关部门、部分地方与联合国儿童基金会共同完成了三期农村饮水合作项目。2002～2005年,水利部与英国DFID合作实施了农村供水与卫生合作项目。全国妇联组织实施了"大地之爱·母亲水窖"慈善捐助活动。国土资源部门在开展西部地下水勘察工作中,也为部分地区解决人畜饮水困难提供了找水经验和技术支持。

但是,我国是一个农业大国,又是世界上人口最多的发展中国家,受自然和经济、社会等条件制约,农村居民饮水困难和饮水安全问题依然长期存在,大多数农村供水设施较为落后和简陋,自来水普及率相对较低。

1.3.2 我国农村饮水现状

中国农村饮用水存在的主要问题是:农村供水总体水平不高,严重影响群众的身体健康与正常生活;局部地区饮用水水源不足,保证率低;农村饮用水质量不高。

(1)据卫生部、水利部2005年的调查,截至2004年底,全国农村分散式供水人口为58 106万人,占农村人口的62%;集中式供水人口为36 243万人(主要为200人以上或日供水能力在20 m^3 以上集中式供水工程的受益人口),占农村人口的38%(见表1-1)。

(2)部分农村,特别是北方以及山区,缺水或者严重缺水。有些地方仍然从河道、坑塘、水窖取水,供水水源严重不足。在北方有些地方季节性缺水,旱季供水不足。近些年,由于气候干旱化,导致地下水水位下降,饮水水源减少。

表1-1　我国农村供水总体情况

分区	集中式供水人口(万人)	占农村总人口比例(%)	分散式供水人口(万人)	占农村总人口比例(%)
全国	36 243	38	58 106	62
西部	9 479	33	19 526	67
中部	13 025	32	27 750	68
东部	13 739	56	10 830	44

截至2004年底,我国农村饮水安全人口分布情况见图1-1。

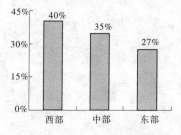

(a)饮水不安全人口占农村总人口比例

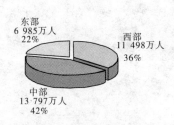

(b)饮水不安全人口分布

图1-1　我国农村饮水安全人口分布情况

目前,我国农村以集中和分散相结合的方式供水,自来水普及率平原地区较高而山区较低,但管理方式都较落后。水利部原部长汪恕诚说,农村饮水安全工程以政府投资为主,吸引社会力量参与,鼓励受益农民投入一定劳动,但要防止加重农民负担。其中,中央资金将对中西部地区重点扶持,东部发达地区可以制定优惠政策,吸引社会资金以不同形式参与饮水工程建设。对于离城镇较近地区的农村饮水安全问题,通过延伸城镇已有的供水管网来解决。对于离城镇较远、人口稠密的地区,结合当地村镇发展规划,兴建适度规模的跨村镇联片集中供水工程。对于居民点分散、水源规模较小的地区,兴建单村集中供水工程。对于在供水成本较高的地区,特别是高氟、高砷、苦咸水等难以找到良好水源的地区,采取特殊水处理措施,兴建集中供水站分质供水。

(3)2003 年 7 月,中国各个省的水利部门与卫生部门,联合进行各省的饮用水水质调查,3 亿人口饮用水不安全。卫生部 2000 年对 14 个省 122 个县 1 165 个监测点 3 471 万人,进行抽样检查,调查结果显示饮用水不合格占 37.9%。农村饮用水水质不合格主要表现在高氟水、苦咸水和有机污染水。

第2章 农村饮水面临的污染与
卫生防控

2.1 饮水水源水污染

饮水水源水污染是指排入水源水中的污染物,在数量上超过该物质在水体中的本底含量和水体的自净能力,从而导致水体的生物、化学及物理性质发生变化,使水体的生态系统和水体功能受到破坏。

造成水体污染的因素是多方面的,向水体排放未达标的生活污水和工业废水、含有化肥和农药的农业排水、含有地面污染物的暴雨初期径流、随大气扩散的有毒有害物质通过重力沉降或降水过程进入水体等,都会对水体造成污染。

2.1.1 水源种类和特点

农村饮水水源分为地表水源和地下水源两大类。地表水源包括河流、湖泊、水库和海水,地下水源包括潜水、承压水、溶洞水等。

深层地下水:含水层底板埋深大于150 m 的地下水。又分自流和非自流两种,补给水源一般较远,水量充沛且较稳定。由于含水层上有不透水层的保护,所以不易受污染,水质一般较好,无色透明,细菌含量通常符合卫生标准要求。部分地区的铁、锰、氟或砷含量较高或超过卫生标准。

浅层地下水:可由江河或降水渗透补给,距离补给水源较近。水位、水量随季节或抽水量的大小而变化较大。水质易受地面或地下污染物影响,与周围环境有密切关系。浑浊度较低,一般无色。部分地区的铁、锰、氟或砷含量较高或超过卫生标准。

泉水:水量因地质条件不同而有很大差异,但较稳定。水质一般较好,大多数可直接供作饮用水。地势高的泉水还可自流供水。

江、河水:一般流量较大,但水位受季节和降水量的影响,变化较大。水的浑浊度和细菌含量较高,水质有明显的季节性变化,且易受工业废水及生活污水的影响;与海邻近河流下游河段还受潮汐的影响,致使盐类含量增加。

湖泊水:水流缓慢,水位变化不大,水容量一般比较稳定。水质较稳定,浑浊度较低,但易繁殖藻类,致使色度增高。

水库水:与湖泊水有相似的特点,但其水位一般较高,变化较大。

溪沟水:山区、丘陵地带的溪沟往往地势较高,水流较急,水量随季节的变化很大。除洪水季节的浑浊度较大外,一般情况下水质都较好;平原水网地区的溪沟水,一般水流较缓慢,流量与水位均较稳定。水体一般受季节性的农药、化肥等的污染比较严重,有的还受到乡镇企业废水的污染,所以水质较差。

坑塘水:水量一般较少,有机污染严重,正常情况不宜作饮用水源。

降(雨)水:水量完全取决于当地的降雨量、降雨强度及集水面积。水质则与集水方法及当地大气污染情况有关。

2.1.2 生物性污染

生物性污染主要指废水中的致病性微生物,包括致病细菌、病虫卵和病毒。未污染的天然水中细菌含量很低,当生活污水、垃圾淋溶水、医院污水等排入水体后将带入各种病原微生物。例如,生活污水可能含有能引起肝炎、伤寒、霍乱、痢疾、脑炎的病毒和细菌,以及蛔虫卵和钩虫卵等;制革厂和屠宰场的废水中常含有钩端螺旋体等;医院、疗养院和生物研究所排出的污水中含有种类繁多的致病体。

水质标准中的卫生学指标有细菌总数和总大肠菌群数两项,后者反映水体受到动物粪便污染的状况。

生物污染物污染的特点是数量大、分布广、致病微生物存活时间长、繁殖速度快,必须予以高度重视。

2.1.3　化学性污染

2.1.3.1　有机物污染

1) 有机型污染

大多数有机物被水体中的微生物吸收利用时,要消耗水中的溶解氧气。溶解氧气降低到一定程度后,水中的生物(如鱼类)就无法生存。溶解氧气耗尽后,水中的有机物就会腐败,致使水体发臭发黑,恶化环境。这种由于水中的有机物而引起的水体污染,称为耗氧有机物污染,或有机型污染。能通过生化作用而消耗水中溶解氧气的有机物被称为耗氧有机物。我国绝大多数水环境的污染属于这种污染类型。

由于有机物的存在,需要消耗水中的溶解氧气,在实际工作中一般采用生化需氧量(BOD)、化学需氧量(COD)、总有机碳(TOC)、总需氧量(TOD)等指标来表示。它们之间的差别是:BOD 表示在有氧条件下,温度 20 ℃时,由于微生物(主要是细菌)的活动,降解有机物所需的氧量。COD 是指在酸性条件下,用强氧化剂(我国法定用重铬酸钾或者高锰酸钾)将有机物氧化为 CO_2、H_2O,所消耗的氧化剂量用氧量表示。TOC 表示的是水中有机物的总含碳量,它是表示水被有机物污染的综合指标。TOD 则是指有机物的主要组成元素 C、H、O、N、S 等被氧化后,产生 CO_2、H_2O、NO_2、SO_2 消耗的氧量。

2) 有机毒物污染

各种有机农药、有机染料及多环芳烃、芳香烃等往往对人及其他生物具有毒性,有的能引起急性中毒,有的则能导致慢性病,有的已被证明是致癌、致畸、致突变物质。在水质标准中规定的有机毒性物主要有:酚类、苯胺类、硝基苯类、烷基汞类、苯并芘,DDT、六六六等。这些有机物虽然也能造成耗氧性污染危害,但其毒性危害表现得更加突出,因此有时被称为有机毒物,在各类标准中规定了其最高允许含量。有机毒物主要来自焦化、染料、农药、塑料合成等工业废水,农田叶片残留的农药被雨水冲刷出来的径流水。这些有机物大多具有较大的分子和较复杂的结构,不易被微生物所降解,因此在生物处理和自然环境中均不易去除。以有机氯农药为例,首先,其具有很强的化学稳定性,在自然界消失一半的量需要几年到十几年。其次,它们都可能通过食物链在人体内富集,危害人体健康。如DDT能蓄积于鱼肉中,浓度可比水体中高12 500倍。

2.1.3.2 无机物污染

1)酸碱污染

酸碱污染主要由进入饮用水水源废水中的无机酸碱以及酸雨的降落形成。矿山排水、粘胶纤维工业废水、钢铁厂酸洗废水及染料工业废水等,常含有较多的酸。碱性废水则主要来自造纸、炼油、制革、制碱等工业。水样的酸碱性在水质标准中以pH值来反映,pH<7呈酸性,pH>7呈碱性。天然水体的pH值一般为6~9,受到酸碱污染会使水体的pH值发生变化。各类动植物和微生物都有各自适应的pH值范围,当pH值超过适应范围时就会抑制细菌和其他微生物的生长,影响水体的生物自净作用,使水质恶化、土壤酸化或盐碱化,破坏生态平衡。养鱼水中,pH值不得低于6或高于9,当pH值为5.5时,一些鱼类就不能生存或生殖率下降。pH值不在6~9范围内的水体不适于作为饮用水和工农业用水。

2)无机毒物污染

废水中能对生物引起毒性反应的化学物质,称为毒性污染物,简称毒物。工业上使用的有毒化学物质已超过10 000种,因此已成为人们最关注的污染类别。

毒物对生物的效应有急性中毒和慢性中毒两种。急性中毒的初期效应十分明显,严重时会导致死亡;慢性中毒的初期效应虽然不很明显,但其经过长期积累能致突变、致癌、致畸。大多数毒物的毒性与浓度和作用时间有关,浓度越大,作用时间越长,致毒后果就会越严重。此外,毒物反应与环境条件(温度、pH值、溶解氧浓度等)和有机体的种类及健康状况等因素也有一定的关系。

毒物是重要的水质指标,各种水质标准中对主要的毒物都规定了限值。

废水中的无机毒物分为金属和非金属两类。

(1)金属毒物污染:金属毒物主要为重金属(相对密度大于4~5)。重金属主要指汞(水银)、铬、镉、铅、镍等生物毒性显著的元素,也包括具有一定毒害性的一般金属,如锌、铜、钴、锡等。

重金属在人类的生产和生活方面有着广泛的应用,从而在环境中存在着各种各样的重金属污染。采矿和冶炼是向环境中释放重金属的最主要污染源,此外,电镀工业、冶金工业、化学工业等排放的废水中往往含有各种重金属。这些污染都属于点源污染,因而常常会在局部地区造成很严重的污染后果。

(2)非金属毒物污染:主要的非金属毒物有砷、硒、氰、氟、硫、亚硝酸根离子(NO_2^-)等。

必须指出的是,许多毒物元素,往往又是生物体所必需的微量元素,只是在超过一定限值时才会致毒。

2.1.4　物理性污染

水体的物理性污染,是指水体在遭受污染后,水的颜色、浊度、温度、悬浮固体、泡沫等发生变化,这类污染易被人们感官所察觉。

2.1.4.1　感观污染

废水呈现颜色、浑浊、泡沫、恶臭等现象能引起人们感观上的不快。相应的水质指标有以下几种:

(1)色度:一般纯净的天然水是清澈透明的,而带有金属化合物或有机化合物(如有机染料)等有色污染物的污水呈现各种颜色,增加水体色度。将有色污水用蒸馏水稀释后与参比水样对比,一直稀释到两水样色差一样,此时污水的稀释倍数即为其色度。

(2)嗅和味:嗅和味可定性反映某种污染物的多与寡。天然水是无臭无味的,水的臭味来源于还原性硫和氮的化合物、挥发性有机物和氮气等污染物质。此外,水中的不同盐分也会给水带来不同的异味,如氯化钠带咸味,硫酸镁带苦味,铁盐带涩味等。

(3)浊度:胶体态及悬浮态造成水体浑浊程度。浊度超过10度时便令人不快。而且病菌、病毒以及其他有害物质,往往依附于形成浊度的悬浮固体中。因此,降低水的浊度,不仅为满足感官性状的要求,对限制水中病菌、病毒以及其他有害物质的含量,也具有积极的意义。

2.1.4.2 热污染

许多工厂排出的废水都有较高的温度,尤其是工业冷却水,这些废水排入水体后使水体的温度升高,引起热污染,反映热污染的水质指标是温度。氧气在水中的溶解度随水温的升高而降低,这一方面会使水中的溶解氧气减少,另一方面会加快好氧反应,从而影响水生生物的生存和对水资源的利用,加速水体的富营养化(富营养化指因水体内营养物质如氮、磷等含量的增加而导致水质恶化的现象。各种藻类和浮游生物大量繁殖,水中溶解氧急剧减少,影响鱼类生存,严重时常发生鱼类大量死亡)进程。此外,高温还会影响水的使用功能。

2.1.4.3 悬浮固体污染

水中杂质分为无机物和有机物两大类。物质在水中有三种分散状态,即溶解态(直径小于1 nm)、胶体态(直径介于1~100 nm)、悬浮态(直径大于100 nm)。水中所有残渣的总和称为总固体(TS),包括溶解固体(DS)和悬浮固体(SS)。能透过滤膜或滤纸(孔径一般3~10 μm)的为溶解固体,溶解固体表示水中盐类的含量;不能透过的为悬浮固体,悬浮固体表示水中不溶解的固态物质的量。

悬浮固体是废水的一项重要水质指标,排入水体后会在很大程度上影响水体的外观,除会增加水体的浑浊度,妨碍水中植物的光合作用,对水生生物的生长不利外,还会造成管渠和抽水设备的堵塞、淤积和磨损等。此外,悬浮固体还有吸附凝聚重金属及有毒物质的能力。

2.1.4.4 油类物质

油类物质有石油类和动植物油脂两种。工业含油废水所含的油大多为石油或其他组分,含动植物油的污水主要产生于人类的生活过程和食品工业,它们均难溶于水,其中粒径较大的分散油易聚集成片,漂浮于水面;粒径介于 100~1 000 nm 的微小油珠易被表面活性剂和疏水固体所包围,形成乳化油,稳定地悬浮于水中。

油类污染物经常覆盖于水面,形成油膜,隔绝大气与水的接触,破坏水体的复氧条件,从而降低水体的自净能力;它还能附着于土壤颗粒表面和动植物体表,影响养分的吸收和废物的排放;当水中的含油量达到 0.01~0.10 mg/L 时,对鱼类和水生生物就会产生影响,尤其对幼鱼和鱼卵的危害最大;当水中的含油量达到 0.3~0.5 mg/L 时,就会产生石油气味,还能使鱼虾类产生石油臭味,降低水产品的食用价值。

2.2　成品水二次污染

农村水厂的出厂水要经过复杂的给水管网系统才能到达用户,水在管网系统的滞留时间可能达数日(尤其是一些城镇管网延伸的供水区域),尽管大部分村镇自来水厂的出厂水符合生活饮用水卫生标准,但经过输配水管网和贮水设备到达用户时水质已经明显下降,有些指标达不到规定的生活饮用水标准,生活给水系统可能存在二次污染问题。

2.2.1　给水管网形成的二次污染

管网内的水质变化主要体现在浊度、色度、悬浮物和微生物含量的变化,管网出厂水内的余氯含量不低于 0.3 mg/L(二氧化氯消毒时余二氧化氯不低于 0.1 mg/L)。农村供水一般采用枝状网,管网长而简单,随着水在管网内停留时间的增加,余氯含量降低导致管网内细菌等微生物繁殖,细菌的繁殖不仅会造成水质污染而且会加速非塑料管道的腐蚀(塑料管道在这方面相对较好)。管网内易于繁殖的微生物主要有细菌、大肠杆菌、耐氯微生物如自养型铁细菌、硫化菌、硝化和反硝化菌。使用水泥砂浆衬里的铸铁管道和钢筋混凝土管道水质不会发生很大变化,使用年限久腐蚀严重的金属管道,由于内壁的腐蚀将导致水中的金属物质和细菌等大量增加。

农村供水管网的漏失情况相当严重,漏失率平均在20%以上,管网的漏失不仅造成水资源的浪费也会造成管道周围的污染物质渗入到给水管道中。

2.2.2 抢修对管网形成的二次污染

2.2.2.1 流速、流向的突变

由于农村供水管网大部分采用枝状网和用水不平衡,管网内水的流速不快,多数长期处于低流速状态,又由于发展的要求,有部分大口径管道超前敷设及预埋。在管道中不可避免地存在一些沉淀的绒状物(颗粒细微,附着在管道内壁)和"不流动死水"(由于管道内壁防腐问题,水呈黄褐色);管道抢修快速启闭阀门,会对管网中一些管段内的水的流向扰动较大,在一定程度上会急剧改变水的流动状态,这些沉淀的绒状物或"死水"会在水流作用下流动起来,引起水质变差。管道抢修好通水后,又会冲刷停水管段内的沉淀物,使之流动,影响水质。

2.2.2.2 管道漏水检测技术落后

农村自来水管道的抢修,除爆管以外,一般先不停水,沿自来水泄漏的方向开挖路面,边抽水、边寻找管道破损位置;当找到漏水点,挖好抢修工作坑时,泄漏出来的自来水和四周的泥土、杂物浸泡在一起,早已浑浊不堪,变成了污水。一旦关闭阀门,打开泄水阀门排空管道或由于停水范围内一些用户的不知情,打开龙头用水,就有可能使污水沿管道破损点进入管网中。抢修工作坑内,没有抽水设备或者抽水设备功率小,污水面在关闭阀门后仍长时间高于管道顶部,须不停地抽水降低水位才可以施工。结果是污水长时间浸泡管道破损位置,使污水、杂物进入管道中。

2.2.3 贮水设施形成的二次污染

2.2.3.1 中间高位水池

对于丘陵和山区地势起伏较大的农村供水,常采用中间水池(水箱)储蓄水量,利用夜晚用水低谷将水送入水池,或者用定速水泵将水池水送入水箱时,可以确保水泵在额定工况下运行,具有最高的运行效率,配水单位电耗低。但是由于强调水量调节功能,势必加大了蓄水容积,导致成品水在水池的停留时间延长和流动状态改变,水中的残余氯量达不到标准,细菌、红虫等微生物大量繁殖,形成二次污染。如不能有效及时地对水池进行科学管理,贮水设备未定期进行水质检验,未按规范进行冲洗、消毒,水质将逐步恶化。

2.2.3.2 贮水设施

贮水设备材质不合格,如金属贮水设备防锈漆的脱落、混凝土和钢筋混凝土的贮水设备中水泥砂浆抹面中的有害物渗出,影响贮水设备内贮水水质。贮水设备结构不当,进出水管位置不合适,造成水池内出现死水区。泄水管与下水管连接不当,一旦停电,水管内形成负压将下水吸入自来水管,进入供水系统。贮水设备的位置选择不合理,周围环境差,如在贮水池附近有污水管道、地上有积水管。贮水设备的配套不完善,如通气孔无防污染措施,入人孔盖板密封不严密,埋地部分无防渗漏措施,溢、泄水管出口无网罩,无二次消毒设备等。

2.3 饮水卫生防控

2.3.1 集中式给水卫生防控

2.3.1.1 一般要求

集中式供水是指以地面水或地下水为水源,经集中取水,统一净化处理和消毒后,由输水管网送到用户的供水方式。所供水通常称为自来水。在保证供水的卫生安全方面,集中式供水有很多优点:由于采取了严格的水源选择和防护措施,水源水质较好;通过水处理设备进行了严格的净化和消毒,保证给水水质良好;严密的输水管道可防止在运输过程中受到污染。因此,集中式供水的水质较好,使用方便。全国饮水调查显示,饮水集中式供水(包括各种自来水)的人口占调查总人口的23.78%。

为保证人体健康,集中式供水水质应满足一些基本要求。首先,生活饮用水中不得含有病原微生物,以防止介水传染病的发生和流行;其次,水中所含化学物质及放射性物质不得危害人体健康,应保证人们在终身饮用条件下不引起急性和慢性中毒及潜在的远期危害(致畸、致癌、致突变作用)。此外,应确保饮用水感官性状良好,为人们所乐于饮用。

生活饮用水集中式供水过程中,从水源选择和保护、净化和消毒、输送及贮存,任何环节出现问题,都可能使饮用水受到污染。由于集中式饮用水供应范围大,一旦水源及供水过程中受到各种化学物质及致病微生物污染,又未经有效净化、消毒处理时,可引起大范围的急性和慢性中毒及传染病的流行。因此,应加强集中式供水的卫生监督和管理,保证供水安全。

集中式给水水源卫生防护地带的范围和具体规定,由供水单位提出,并与卫生、环境保护、公安等部门商议后,报当地人民政府批准公布,书面通知有关单位遵守执行,并在防护地带设置固定的告示牌。对不符合标准规定的集中式给水水源的卫生防护地带,由供水单位会同卫生、环境保护、公安等部门提出改造规划,报当地人民政府批准后,责成有关单位限期完成。

2.3.1.2 地表水水源卫生防护控制

地表水水源卫生防护必须遵守下列规定:

(1)取水点周围半径100 m的水域内,严禁捕捞、网箱养殖、停靠船只、游泳和从事其他可能污染水源的任何活动。

(2)取水点上游1 000 m至下游100 m的水域不得排入工业废

水和生活污水;其沿岸防护范围内不得堆放废渣,不得设立有毒、有害化学物品仓库、堆栈,不得设立装卸垃圾、粪便和有毒有害化学物品的码头,不得使用工业废水或生活污水灌溉及施用难降解或剧毒的农药,不得排放有毒气体、放射性物质,不得从事放牧等有可能污染该段水域水质的活动。

(3)以河流为给水水源的集中式供水,由供水单位及其主管部门会同卫生、环保、水利等部门,根据实际需要,可把取水点上游1 000 m以外的一定范围河段划为水源保护区,严格控制上游污染物排放量。

(4)受潮汐影响的河流,其生活饮用水取水点上下游及其沿岸的水源保护区范围应相应扩大,其范围由供水单位及其主管部门会同卫生、环保、水利等部门研究确定。

(5)作为生活饮用水水源的水库和湖泊,应根据不同情况,将取水点周围部分水域或整个水域及其沿岸划为水源保护区,并按第(1)、(2)项的规定执行。

(6)对生活饮用水水源的输水明渠、暗渠,应重点保护,严防污染和水量流失。

2.3.1.3　地下水水源卫生控制

地下水水源卫生防护必须遵守下列规定:

(1)生活饮用水地下水水源保护区、构筑物的防护范围及影响半径的范围,应根据生活饮用水水源地所处的地理位置、水文地质条件、供水的数量、开采方式和污染源的分布,由供水单位及其主管部门会同卫生、环保及规划设计、水文地质等部门研究确定。

(2)在单井或井群的影响半径范围内,不得使用工业废水或生活污水灌溉和施用难降解或剧毒的农药,不得修建渗水厕所、渗水坑,不得堆放废渣或铺设污水渠道,并不得从事破坏深层土层的活动。

(3)工业废水和生活污水严禁排入渗坑或渗井。

(4)人工回灌的水质应符合生活饮用水水质要求。

2.3.1.4　生活饮用水生产的卫生防护控制

（1）集中式供水单位应备有并遵守有关生活饮用水卫生管理的法规、标准和规范。

（2）集中式供水单位应建立健全生活饮用水卫生管理规章制度。

（3）集中式供水单位应有分管领导和专职或兼职工作人员管理生活饮用水卫生工作。

（4）在新建、改建、扩建集中式供水工程时，集中式供水单位需向当地卫生行政部门申请进行预防性卫生监督。给水工程设计必须符合有关国家给水设计规范和标准。

（5）集中式供水单位配备的水净化处理设备、设施必须满足净水工艺要求，必须有消毒设施，并保证正常运转。

（6）生活饮用水的输水、蓄水和配水等设施应密封，严禁与排水设施及非生活饮用水的管网相连接。

（7）集中式供水单位使用的涉及饮用水卫生安全产品必须符合卫生安全和产品质量标准的有关规定，并持有省级以上人民政府卫生行政部门颁发的卫生许可批准文件，方可在集中式供水单位中使用。

（8）集中式供水单位在购入涉及饮用水卫生安全的产品时，应索取产品的卫生许可批准文件，并进行验收。经验收合格后方可入库待用，并按品种、批次分类贮存于原料库，避免混杂，防止污染。

（9）自建生活饮用水供水系统，未经当地卫生、建设行政部门批准不得与城市供水系统连接。

（10）集中式供水单位应对取水、输水、净水、蓄水和配水等设施加强质量管理，建立放水、清洗、消毒和检修制度及操作规程，保证供水水质。

（11）各类贮水设备要定期清洗和消毒；管网末梢应定期放水清洗，防止水质污染。

（12）新建水处理设备、设施、管网投产前，及设备、设施、管网修复后,必须严格冲洗、消毒,经水质检验合格后方可正式通水。

（13）水处理剂和消毒剂的投加和贮存间应通风良好,防腐蚀、防潮,备有安全防范和事故的应急处理设施,并有防止二次污染的措施。

（14）集中式供水单位不得将未经处理的污泥水直接排入地表生活饮用水水源一级保护区水域。

（15）集中式供水单位应划定生产区的范围。生产区外围 30 m 范围内应保持良好的卫生状况,不得设置生活居住区,不得修建渗水厕所和渗水坑,不得堆放垃圾、粪便、废渣和铺设污水渠道。

（16）单独设立的泵站、沉淀池和清水池的外围 30 m 的范围内,其卫生要求与集中式供水单位生产区相同。

（17）集中式供水单位应针对取水、输水、净水、蓄水和配水等可能发生污染的环节,制定和落实防范措施,加强检查,严防污染事件发生。

（18）遇生活饮用水水质污染或不明原因水质突然恶化及水源性疾病暴发事件时,集中式供水单位须在发现上述情况后立即采取应急措施,以最快的方式报告当地卫生行政部门、建设行政部门,并及时进行水质检测,报送处理报告。

2.3.2 分散式给水卫生防控

分散式给水指居民直接到水源处取水,取水方式主要包括从机井、手压泵井中取水和人力取水等。机井利用电力取水,不仅节省劳力,而且可防止水桶对井水的污染,有利于水源保护。手压泵井与大口井相比,有暴露少、污染轻、建造容易等优点。分散式供水过程中一般未经净水消毒处理,因而水质较差。为确保分散式供水的卫生安全,应做好饮用水的净化消毒工作和水源的卫生管理工作。各类分散式供水提供的饮用水都应进行消毒,尤其是在肠道传染病流行季节和肠道传染病高发区,更应该加强消毒措施,才能有效防止介水传染病流行。

我国农村的分散式供水工程，多数为户建、户管、户用，普遍缺乏水质检验和监测。

在我国，分散式供水人口中67%为浅井供水，主要分布在浅层地下水资源开发利用较容易的农村，供水设施多数为真空井或筒井，建在庭院内或离农户较近的地方，取水方式主要为手动泵、辘轳或微型潜水电泵；3%为集雨，主要分布在山丘区水资源开发利用困难或海岛等淡水资源缺乏的农村，以屋檐和硬化庭院集流场为主，北方以水窖蓄水为主，南方以水池蓄水为主；9%为引泉，主要分布在山丘区，南方较多；21%无供水设施或供水设施失效，直接取用河水、溪水、坑塘水、山泉水或到其他村拉水，主要分布在南方降水较丰富的山丘区农村。

加强农村的改水工作，总结水源防护、净水和管理方面的经验，做好分散式供水的卫生防护和消毒，对降低传染病发病率，保护人民健康具有重要意义。

（1）普及水源卫生防护。水质消毒、用水卫生常识，强化宣传教育，以增强居民的用水卫生意识，逐步改变不良的用水卫生习惯。

（2）各级政府把改善分散式给水卫生作为办实事、办好事之工程，结合村镇规划和初级卫生保健工作，因地制宜，有计划、有力度地去组织群众治理环境、改造水源，达到改善饮水卫生之目的，真正让广大居民饮上卫生安全水。

（3）有条件的地方要向集中式供水方向发展，这是从根本上解决农村饮水卫生的办法，也是发展农村经济的基础。

2.3.3 管网卫生防控

2.3.3.1 管网系统管理控制

管理控制主要有：①制定管网更新改造计划，实施供水管网整体化管理，及时发现暗漏并进行控制；②加强对阀门的管理，改造或更换漏水的阀门；③选用优质管材，改变接口形式，将刚性接口改为柔性接口；④施工时要严把质量关，回填土必须夯实，杜绝一切野蛮施工;⑤供水单位应加大对地下管道的巡视检查及养护监督力度,运用行政手段,加大供水行政执法力度;⑥由于管网漏失水量随管网压力增大而增加,在满足供水安全前提下,将剩余管网压力降低到满足用户压力需求的程度,如在管网中加设自控阀,可降低管网漏失量。

2.3.3.2 管网二次污染的控制

管网二次污染控制途径有:①改进水厂工艺水平,提高出厂水的水质及其稳定性。如果出厂水不稳定或含铁量较高或水厂常有出浑水现象等,水在管道流动过程中易发生腐蚀、结垢和沉淀等现象。②合理制定管阀冲洗计划,管网冲洗主要是支管网末梢段,该段管道内的水长期不用或者用水量小而成了"死水",影响水质。为了解决这个问题就必须定期排放。为了保证冲洗效果,宜采用单向冲洗,即冲洗时把一段阀门关闭,使单向来水,然后再关闭另一端阀门,冲洗另一端管道。③采用一定措施防止管道及其配件的腐蚀,腐蚀是管网二次污染的最大威胁。

腐蚀控制方法有如下一些:①对已经产生腐蚀的管道,可对管道刮擦来控制腐蚀,具体的方法有高压射流法、机械刮管、喷砂除锈法等;②进行刮擦后的管道,可采用管道衬里的方法来防止腐蚀,衬里材料选用以下几种:水泥砂浆衬里、环氧树脂衬里、软管衬里;③在经济技术条件允许的情况下,对供水水质进行简单的深度处理,除去产生腐蚀的部分可电离盐类及部分微生物,降低水中物质对管道的腐蚀。

2.3.4 二次供水卫生防控

二次供水的水质若严重下降,势必导致室内管道的腐蚀加速,反过来又会使水质再次污染,严重影响用户身体健康。针对造成二次供水污染的主要原因,建议如下:

(1)加强对二次供水系统设计、施工、验收时的预防性卫生监督工作,减少隐患的存在。

(2)供水水池选材要符合生活饮用水卫生标准,并采用有效的防护措施和消毒方法,减少二次污染。

(3)二次供水的管理单位应建立相应的管理制度,建议采用"五有、四无、三封闭、两齐全、一到位"的管理办法。"五有"即有清洗消毒时间、有清洗消毒人员姓名、有管理负责人姓名、有检查验收人员姓名、有清洗消毒管理人员健康证;"四无"即无污染、无灰尘、无积水、无杂物;"三封闭"即贮水池上有硬质材料封闭、贮水池上有塑料薄膜封闭、贮水池的房门和贮水池检查口上锁封闭;"两齐全"即管理机构齐全、管理制度齐全;"一到位"即专人管理到位。

(4)定期进行水质检验,定期清洗消毒。每年必须进行春季和秋季两次清洗。

(5)建立健全二次加压供水设施的卫生管理办法,制定相应的法规,使二次供水工作纳入法制化管理轨道。

2.4　饮水卫生监督与监测

农村饮水卫生监督与监测执行国家《生活饮用水卫生标准》(GB 5749—2006)。卫生部和国家标准化管理委员会已对1985年发布的《生活饮用水卫生标准》(GB 5749—85)进行了修订,联合发布了新的《生活饮用水卫生标准》(GB 5749—2006)(下称"新标准"),并于2007年7月1日起实施。水质非常规指标及限值的实施项目和日期,待报批后执行。各地在开展生活饮用水卫生监督监测时,要认真执行"新标准"规定的指标和检验方法。同时,要监督指导集中式供水单位严格执行"新标准"。供水单位要建立以水质为核心的质量管理体系,建立严格的取样、检测和化验制度,按照现行的《生活饮用水卫生标准》、《村镇供水工程技术规范》和《村镇供水单位资质标准》等有关标准和操作规程,定期对水源水、出厂水和管网末梢水进行水质检验,并完善检测数据的统计分析和报表制度。日供水量在1 000 m³ 以上的供水单位要建立水质化验室,根据有关规定配备与供水规模和水质检验要求相适应的检验人员及仪器设备。日供水量在 200 ～ 1 000 m³ 的供水单位要逐步具备检验能力。日供水量在 200 m³ 以下的供水单位要有人负责水质检验工作。

饮用水卫生监督监测体系组织管理情况，主要包括卫生部门饮用水卫生监督监测工作管理制度、组织保障、能力建设、监测体系、应急处置和职责分工等。为了完善农村饮水安全监测体系，地方卫生部门与水利部门加强信息沟通和工作配合，落实人员、任务、责任、仪器设备和必要的经费。县级疾病预防控制机构设立水质监测中心或指定专兼职人员负责水质监测工作。加强对饮用水水源、水厂供水和用水点的水质监测，及时掌握饮用水水源环境、供水水质状况。以规模较大的集中供水站为依托，分区域设立监测点，对小型和分散供水工程定期进行水质监测。

（1）建立有效的约束监督制度。工程管理委员会、用水合作组织、供水单位不仅要接受水利、卫生、物价、审计等部门的监督检查，建立定期和不定期的报告制度，还要接受用水户和社会的监督、质询和评议。供水单位要建立健全内部管理制度，规范管理行为，在确保安全生产和正常供水的基础上，不断提高管理水平和服务质量。

（2）加强用水管理，实行节约用水。供水单位要优先保证工程设计范围内居民生活用水需要。在水资源条件允许的条件下，经当地水行政主管部门批准，可以适当扩大供水范围。

供水单位要对用水户逐户登记造册，与用水户签订供用水合同，并发放用水户手册。用户改建、扩建或拆迁用水设施，要经供水单位批准，由专业人员实施。新增用水户要向供水单位提交书面用水申请，办理上户手续。

积极推广和使用节水技术、产品和设备，实行计划用水和节约用水。在缺水地区，逐步实行用水定额管理和超定额累进加价制度，通过技术、经济等多种措施，推行节约用水。

各单位要高度重视农村生活饮用水卫生管理工作，要从构建社会主义和谐社会的高度，充分认识到加强饮用水卫生管理工作的重要性和迫切性，严格落实责任制，切实做到思想有准备、组织有保障、操作有程序,把农村生活饮用水卫生管理工作抓紧抓好,清除介水疾病发生的隐患。村民委员会应当确定管理人员具体负责简易自来水水源的卫生防护、供水设施的维护和定期消毒工作。

为确保该项工作顺利进行,卫生监督单位将对各供(管)水单位进行检查,对卫生管理及制度不落实、水源及供水设施防护不符合有关规定、供管水人员未取得有效健康合格证及监测结果不符合国家生活饮用水卫生标准的单位将依据有关法律法规给予行政处罚,并通报生活饮用水卫生状况。

第3章 农村饮水安全政策与标准

3.1 饮水安全国家政策

3.1.1 国家相关政策解读

农村饮水安全工程是农村重要的公共基础设施和公共卫生体系的重要组成部分,其性质决定了农村饮水安全工作具有较强的公益性;农村经济普遍薄弱、农民收入较低,需要政府扶持;农村饮水安全工程建设涉及水资源等公共资源的合理利用、配置和保护,需要政府统一组织和协调,解决农村饮水安全问题是各级政府的重要职责,各级政府应发挥主导作用。

由于饮水安全是人最基本的生存条件,党中央、国务院和各级党委、政府对农村饮水安全问题高度重视,胡锦涛总书记多次对饮水安全工作作出重要批示,在2005年中央人口、资源、环境座谈会上明确指出:要把切实保护好饮用水源,让群众喝上放心水作为首要任务。科学规划,落实措施,统筹考虑城乡饮水,统筹考虑水量水质,重点解决一些地方存在的高氟水、高砷水、苦咸水等饮用水水质不达标的问题以及局部地区饮用水严重不足的问题。

温家宝总理在2005年的政府工作报告中指出:我们的奋斗目标是,让人民群众喝上干净的水、呼吸清新的空气,有更好的工作和生活环境。

根据中央领导关于解决农村饮水安全问题的指示精神,以及中央关于全面建设小康社会的总体要求,国家发展改革委、水利部和卫生部编制了《2005~2006年农村饮水安全应急工程规划》,2005年3月国务院常务会议审议通过了该规划。按照国家对"十一五"规划编制工作的总体部署,以及《中华人民共和国国民经济和社会发展第十一个五年规划纲要》关于"加快实施农村饮水安全工程"的要求,国家发展改革委、水利部和卫生部共同编制了《全国农村饮水安全工程"十一五"规划》。

2006年8月30日,温家宝总理主持召开国务院常务会议,审议并通过了《全国农村饮用水安全工程"十一五"规划》,规划指导思想体现了从当地实际出发,遵循以人为本,全面、协调、可持续的科学发展观,充分认识解决农村饮水安全问题的艰巨性、复杂性和紧迫性,按照建设社会主义新农村的总体要求,加快农村饮水安全工程建设步伐;深化农村供水工程管理体制改革,强化水源保护、水质监测和社会化服务,建立健全农村饮水安全保障体系,使农村居民获得安全饮用水、维护生命健康、提高生活质量、促进农村经济社会可持续发展。这是一个具有很高科技含量,又在3年多时间中得到证明的科学、合理、可行性的规划。"十一五"期间要解决1.6亿、2015年前要解决3.23亿农村人口饮用水问题。

2005年8月国务院办公厅(国办发〔2005〕45号)指出,近年来,中央和地方加大了城乡饮用水安全保障工作的力度,采取了一系列工程和管理措施,解决了一些城乡居民的饮水安全问题。但是,饮用水安全形势仍十分严峻,不少地区水源短缺,一些农村地区饮用水存在苦咸或含有高氟、高砷及血吸虫病原体等问题,对人民群众身体健康构成严重威胁。为进一步加强饮用水安全保障工作,经国务院同意,做出了以下几点的要求:

(1)充分认识保障饮用水安全的重要性和紧迫性。饮用水安全问题,直接关系到广大人民群众的健康。切实做好饮用水安全保障工作,是维护最广大人民群众根本利益、落实科学发展观的基本要求,是实现全面建设小康社会目标、构建社会主义和谐社会的重要内容,是把以人为本真正落到实处的一项紧迫任务。各地区、各部门要从实践"三个代表"重要思想和执政为民的高度,充分认识保障饮用水安全的重要性和紧迫性。地方各级人民政府要加强领导,把这项工作纳入重要议事日程,建立领导责任制,切实抓好各项措施的落实。各有关部门要各司其职,密切配合,加大工作力度,共同做好饮用水安全保障工作。

(2)认真组织规划编制工作。国务院有关部门要按照城乡统筹、合理布局、防治并重、综合治理、因地制宜、突出重点的原则,尽快组织编制全国城乡饮用水安全保障规划,进一步明确我国饮用水安全保障的目标、任务和政策措施。通过合理保护和配置水资源、大力防治水污染、开展城乡供水工程建设、建立合理水价形成机制、推行节约用水和加强监督管理等措施,优先满足饮用水需求,确保城乡居民饮用水安全。各地区要根据规划编制的统一部署和要求,认真研究解决本地区饮用水安全问题,结合实际提出切实可行的目标和任务,并纳入本地区经济和社会发展规划。

(3)加强水资源保护和水污染防治工作。各省、自治区、直辖市要以保障饮用水水源安全为重点,进一步加大水资源保护和水污染防治工作力度。要依法严格实施饮用水水源保护区制度,合理确定饮用水水源保护区,严格禁止破坏涵养林和水资源保护设施的行为,因地制宜地进行水源安全防护、生态修复和水源涵养等工程建设。要大力治理污染,严格实行污染物排放总量控制,严厉打击违法排污行为,积极推进循环经济,加快推行清洁生产。各地区要结合实际,定期开展对集中饮用水水源保护区的检查,对查出的问题要进行专项整治并挂牌督办。对违法违规建设的项目,要责令停建并限期治理整顿或拆除;对排污超标的企业和单位,要责令限期达标排放或搬迁。要积极开展农业面源污染防治,指导农户合理施用化肥、农药,严禁使用高毒、高残留农药,推广水产生态养殖,推进畜禽粪便和农作物秸秆的资源化利用。

(4)加大农村饮用水工程建设力度。进一步加大解决农村饮用水安全问题的工作力度,采取集中供水、分质供水、分散供水以及农村卫生环境整治等工程措施,重点解决高氟、高砷、苦咸和污染水以及严重缺水地区的饮用水安全问题。中央继续安排农村饮用水工程建设投资,对中西部地区重点扶持。地方各级人民政府要积极筹措资金,加大投入力度。东部较发达地区要率先解决农村饮用水安全问题,有条件的地方尽早实现城乡统筹区域供水。要强化农村饮用水工程项目管理,切实做好前期工作,并严格按照规划要求和建设程序实施。要建立良性循环的供水管理体制和运行机制,确保工程项目充分发挥效益。

(5)加快城市供水设施建设和改造。各地区要加快城市供水设施的建设和技术改造,提高供水能力,扩大供水范围。要按照多库串连、水系联网、地表水与地下水联调、优化配置水资源的原则,加快城市供水水源的建设,提高城市供水安全的保障水平。凡饮用水水源水质不符合标准的,应当提出强制性的技术措施,制定水厂技术改造规划,采用先进适用技术,改进水处理工艺。要把城市供水管网改造作为重点,优先改造漏损严重和对供水安全影响较大的管网,改善供水水质。各地区要加快城市污水处理设施的建设,加强污水处理厂的运行管理,逐步实现污水深度处理,不断提高再生水利用率。

(6)加强饮用水安全监督管理。各地区要加强对饮用水水源、水厂供水和用水点的水质监测,对取水、制水、供水实施全过程管理,及时掌握城乡饮用水水源环境、供水水质状况,并定期检查。对检查不合格的供水单位,要严格按照有关规定进行查处,并督促限期整改。各供水单位要建立以水质为核心的质量管理体系,建立严格的取样、检测和化验制度,按国家有关标准和操作规程检测供水水质,并完善检测数据的统计分析和报表制度。

(7)建立储备体系和应急机制。地方各级人民政府应根据水资源条件,制定城乡饮用水安全保障的应急预案。要成立应急指挥机构,建立技术、物资和人员保障系统,落实重大事件的值班、报告、处理制度,形成有效的预警和应急救援机制。当原水、供水水质发生重大变化或供水水量严重不足时,供水单位必须立即采取措施并报请当地人民政府及时启动应急预案。

在这些政策的有力保障下,实施饮水安全工程成为我国财政投资支持的重点领域。据统计,2000～2008 年的 9 年间,全国共投入 618 亿元,其中中央安排资金 311 亿元,地方配套和农民群众自筹 307 亿元,解决了 1.6 亿农村人口的饮水困难和不安全问题,基本结束了我国农村严重缺乏饮用水的历史,保障了广大农民群众的身体健康,促进了农民生产生活方式的变革。"饮水安全工程,已经成为新中国成立以来水利事业发展中公共财政惠及最广泛农民群众的民生工程。"

国家政策强烈表明了国家对于加强农村饮用水安全工程建设的重视性和将继续加大力度治理农村饮用水的安全工程。农村饮用水安全工程是一套以中央为核心,以地区为落实点的农村饮用水安全管理机制。为此,国家出台了一系列的法律规范,监督和治理饮用水水源污染问题。

《中华人民共和国水法》明确规定了各级政府应保障饮用水安全。第三十三条规定:国家建立饮用水水源保护区制度。省、自治区、直辖市人民政府应当划定饮用水水源保护区,并采取措施,防止水源枯竭和水体污染,保证城乡居民用水安全。第五十四条规定:各级人民政府应当采取措施,改善城乡居民的用水条件。另外,水污染防治法第五十六条规定:国家建立饮用水水源保护区制度,饮用水水源保护区分为一级保护区和二级保护区,必要时,可以在饮用水水源保护区外围规定一定的区域作为准保护区。在《农村饮用水安全卫生指标体系》中对农村饮用水安全的各项指标都有明确的规定。此外,中央将加大投资金额,加大农村饮用水工程建设力度,建立良好的供水体制和管理形式,发挥农村饮用水工程的长期效益。在水质监测方面,国家要求严格按照饮用水水质国家标准来检测,因地制宜,积极开展检测方法和标准的修订工作。在遇到突发事件时,各地应该按照已成立的紧急预案,全面合理地安排好应急工作。

在中共十七届三中全会上,《关于推进农村改革和发展若干重大问题的决定》中明确要求加快农村饮水安全步伐,五年内解决现存农村饮用水安全问题。中国水利部农村水利司等相关职能部门,也就农村饮用水安全工程的建设,做出了政策性的安排与部署。

在总结和吸取近年来国家和地方农村饮水安全工程政策等经验的基础上,按照国家相关政策性文件的相关要求,水利部农村水利司指出:

(1)在搞好工程建设的同时,采取综合措施,切实保护好饮用水源,防止污染和人为破坏;按照"污染者付费、破坏者恢复"的环境责任原则,加强源头治理。对集中式供水工程,要强化工程卫生学评价工作,加强水质净化处理,完善水质检测与监测制度,确保水质达标、水量有保障;对分散式供水工程,要因地制宜地建立水质检测和监测巡检制度,及时掌握水质、水量等信息,发现问题及时处理。

(2)加强农村饮用水安全工程建设与城镇化和新农村建设规划等有机衔接,根据当地城镇化进程和农村人口变动的实际,城乡统筹,合理确定工程布局和规模,避免重复建设。人口居住较集中的地区,应打破村、镇、农村行政区域界限,尽可能发展适度规模的联片集中供水,有条件的地方提倡依托城镇自来水厂延伸供水管网,供水到户;暂时不具备条件的地区,供水系统可暂先建到集中给水点。

(3)规模较大的集中式供水工程,要实行专业化管理,工程开工前,要明晰工程所有权、落实管理机构,明确合理的水价和收费办法,建立技术服务体系,同时积极推行用水户全过程参与,确保供水工程发挥最佳效益。要加强前期工作,严格项目审查审批程序,严格项目建设管理、资金管理和工程验收,确保工程安全、资金安全和生产安全。要采取多种形式向广大农民宣传饮用水卫生和环境卫生知识,提高农民的饮用水安全和健康意识。

(4)按照中央、地方和受益群众共同负担原则确定农村饮用水安全工程资金筹措计划。在中央和各级地方政府特别是省级政府加大投入的同时,要大力加强对社会投资的鼓励和引导,充分利用市场机制多渠道筹集资金。引导受益农民在其负担能力允许范围内,承担一定投劳投资责任。

农村水利司就农村饮用水安全问题提出了以上几点明确的要

求,从工程施工建设到管理及投资问题,都提出了政策性的指导。从政策上、法律上等多方面,采取不同的措施,保障农村饮用水安全。这充分体现了搞好农村饮用水安全工作,关系到全面建设小康社会的目标的实现,体现了政府解决关系到农民生命安全的饮用水问题的决心,为农村饮用水的长远安全提供保障。

3.1.2　政策发展导向

国家在农村饮用水工程政策制定上遵循的基本原则是:从建设社会主义新农村和"以人为本"的角度,结合国家和地方财力状况,在充分调研的基础上,组织与农村供水工程建设有关的各个部门和相关领域的专家进行讨论,广泛听取各有关部门、专家和社会各界的意见,科学合理地确定规划总体目标与任务。必要时还要对某些重大问题开展专题研究,并在一定范围征求农民用水户意见,规划目标的拟定一定要反复研究,力求切合实际。

农村饮用水工程政策导向体现从当地实际出发,遵循以人为本、全面、协调、可持续的科学发展观,充分认识解决农村饮水安全问题的艰巨性、复杂性和紧迫性,按照建设社会主义新农村的总体要求,加快农村饮水安全工程建设步伐;深化农村供水工程管理体制改革、强化水源保护、水质监测和社会化服务,建立健全农村饮水安全保障体系,使农村居民获得安全饮用水,维护生命健康、提高生活质量、促进农村经济社会可持续发展。为了制定正确的农村饮用水政策发展导向,我们先要了解分析农村饮用水安全工程目前存在的几个关键性的问题,然后树立正确的政策导向。

(1)加强环境保护,注意农村饮用水存在的安全隐患。这就要求基层政府做好环境保护的相关宣传和治理工作,提高广大农民朋友保护水源的意识,避免农民因为使用化肥、农药等从事农业生产而间接对地下水源造成污染;饲养各种禽畜产生的粪便、垃圾等因为不能及时和正确处理而对水源产生污染。同时,生活废弃物等也对水源产生污染。另外,政府应对相关的村镇企业提出规范和要求,防止工业污废水未经处理直接排入饮用水源当中。

在政策上应做好农村的宣传工作,要加强政府内部对农村饮用水安全重要性的认识。将饮用水安全管理问题作为考核地方政府工作业绩的内容之一,使各级领导认识到饮用水安全是关系到人民身体健康、社会稳定,关系到农村发展、全面建设小康社会和基本实现现代化的大事。另外,要加强对农民的宣传,使每个人都认识到保护饮用水安全与自身利益的重要相关性,自觉参与到维护饮用水安全的行动中。

(2)资金问题是落实农村饮用水安全的现实问题。国家在政策上要对农村饮用水安全工程予以扶持和鼓励。出台相应法制法规,对饮水安全工程的投资构成和使用情况要进行公示,接受群众监督。制定优惠政策,扶持工程建设。对违反财经纪律,截留、挤占、挪用项目建设资金的要严肃处理。鼓励、支持组建农民用水户协会,农民用水户协会在农村饮水安全工程建设资金的使用和水价核定、水费计收、水费使用等方面行使监督权利,参与资金的管理使用,并依法维护用水户的合法利益。今后要加强建立以政府投资为导向、其他各方积极参与的多元化投融资格局,多方筹措资金,尤其督促地方配套资金及时足额到位。

(3)将建设和管理一起抓。随着农村饮用水安全工程的陆续建成,管理问题也将逐渐成为重点,接下来的政策研究和部署,应向农村饮用水工程的后期管理等方面政策倾斜。通过推行用水户全过程参与工程建设管理,调动和保护受益群众投资投劳积极性。工程建设前,要广泛宣传,就建设方案、资金筹集、建后管理体制、运行机制和水价等充分征求用水户代表的意见,并与受益农户签订工程建设与管理协议,协议应作为项目申报、建设和运行管理的必备条件,确保群众自愿筹资投劳参与建设和监督,建后积极参与管理,促进工程发挥长期效益。对于建成的饮水工程,要建立验收、跟踪调查和水质监测制度,针对问题及时采取有效措施。

(4)加强示范县的建设,以先进带后进。示范县建设要进一步从前期工作、投入机制、建设管理、供水模式、管理体制、运行机制、水处理技术、水源保护和水质监测、社会化服务以及应急机制等方面总结经验、完善制度,以辐射和带动各地农村饮水安全工程建设和管理。

(5)建立权责明晰、灵活有效的农村饮水安全工程管理体制和运行机制,将农村饮水安全工程作为长期性的任务来办,充分认识其艰巨性,统筹解决各乡镇的饮用水安全问题,并优先考虑贫困地区和贫困村的饮水安全工程建设。解决农村饮水安全问题是保障农民身体健康,提高农民生活质量,促进农村经济发展,建设社会主义新农村的重要内容。各级、各有关部门要加强领导、精心规划、认真实施、建好、管好每处工程,把实事办好、办实,确保工程质量和工程效益的长期发挥,做到可持续发展。

(6)从实际出发,总结经验,探索新途径、新突破。灵活有效地运用供水机制和管理模式,掌握在"十一五"期间计划实施的工程、投资、受益人口等,合理统筹规划调整。要把切实保护好饮用水源,让群众喝上放心水,作为农村饮用水安全工程的首要任务。进一步推行城乡一体化,通过股份制改革、承包、租赁、拍卖、转让等形式,放活经营权,调动工程投资者和经营管理者的积极性,促进农村饮用水安全工程的全面发展。进入"十一五"以来,饮水安全保障工程的投资力度进一步加大,以此带动地方和其他资金的投入,为农村饮用水安全工程建立了良好的发展导向作用。

国家在农村饮用水安全工程政策方面,实施统筹规划、合理布局,先急后缓、先重后轻,因地制宜、建管并重。给全国各地的农村饮用水安全工程建设提供了良好的政策发展导向,形成了以中央为核心,各地方农村饮用水工程蓬勃发展的良好势头。

在农村饮水安全保障工作的新形势下,政府的主要建设目标和政策导向概括为:改善农村公共服务总体思路,重视农村饮用水安全建设,把公共服务作为政府核心职能,制定农村公共服务的长远规划与发展战略,突出不同时期的农村公共服务重点,制定基本公共服务标准,根据国家公共服务规划,合理调整中央与地方的事权。

3.2 饮水安全典型地方政策

3.2.1 南方某省农村饮水安全政策实施及解读

南方某省位于长江中游以南,地处亚热带季风湿润气候区,境内水源主要为河流和湖泊,是一个雨量、水量较为丰沛的省份,全省多年平均水资源总量为 1 689 亿 m^3,人均水资源占有量 2 500 m^3。由于该省水源相对充足,加上长期以来农村习惯传统的饮水方式,因此饮水工程建设相对不足。根据 2005 年全省农村饮水安全现状调查评估结果,全省 5 451.98 万农村人口中饮水不安全人口为 2 993 万人,占农村总人口约一半,但由于该省湖区平原存在的严重的铁锰超标和部分地区采矿沉陷影响区的饮水不安全问题人口未列入等因素影响,最后国家评估认定的只有 1 431 万人,仅占农村总人口的26.25%。省水利厅规划利用 10 年时间先期解决饮水不安全人口1 502.83 万人,其中解决水质不达标人口 1 056.22 万人(包括高氟水 160.31 万人,常年性砷超标 76.21 万人,季节性砷超标 66.07 万人,苦咸水 78.38 万人,污染水 675.25 万人),严重缺水人口 446.61万人。

3.2.1.1 农村集中供水工程建设情况

自 2005 年以来,国家共分十二批投资计划下达省农村饮水安全项目资金 38.35 亿元,其中中央专项资金 22.56 亿元,地方配套15.79 亿元,计划解决 867.12 万农村人口饮水不安全问题,其中2005 年应急规划解决 41.98 万人,"十一五"期间解决 700.13 万人。目前,2010～2013 年规划中下达的 125.01 万人的项目正在实施中。

近几年来,该省农村饮水安全工程按照省领导强调的"集中为主,水质为先"的建设思路,不断提高建设质量和标准,发展建设了一大批集中式供水工程。据不完全统计,全省每年建设完工的集中供水工程有 1 600 余处,其中千吨以上的水厂有五十多座。至 2009 年底,全省农村有集中供水人口 1 156.94 万人,其中自来水到户人口 1 128.81 万人,全省农村自来水供水率达到 20.44%,较 2005 年调查人口新增 683.02 万人,自来水供水率提高 7.41%,但仍远低于全国 38% 的平均水平。

为切实建设好、运行好、管理好集中供水工程,重点抓了以下几个方面:

(1)统一认识,坚持"集中为主"的建设思路。为使农村饮水安全工程建设和管理符合科学发展观的要求,通过多年的调研考察与工程实践,确定了农村饮水安全工程建设的发展方向为:"以发展农村集中供水工程为主,适度规模,力争实现村村通自来水,逐步实现农村供水城镇化,城乡供水一体化,提高农村饮用水水质合格率。"明确了农村饮水安全工程建设和管理的思路:坚持"三先三后",推广"六种模式"。

"三先三后"是:"先集中后分散,先重点后一般,先水质后水量"。"六种模式"是:以乡镇政府所在地为依托,发展供水规模在 1 万人以上的较大集中工程,这类工程的区域可以是一个乡镇也可以是几个乡镇;以较大行政村为依托,发展供水规模在 5 000 人以上的集中工程,这类工程的区域可以是一个行政村也可以是几个行政村;以中心自然村庄为依托,发展供水规模在 2 000 人以上的集中工程,这类工程的区域可以是一个自然村也可以是几个自然村;以相对集居农户为依托,发展联户供水工程;以城市供水为依托,辐射农村,发展城乡供水一体化工程;确实不具备条件的个别农户可以发展单户供水工程。

(2)规范建设程序。首先,加强工程前期工作。省水利厅硬性规定:总投资在 50 万元以上(含 50 万元)的单个供水工程都必须编制初步设计报告;以地表水为水源、日供水超过 200 t(含 200 t)的供水工程,小(二)型以上水库的集雨面积不得低于 5 km^2,山塘或河坝的集雨面积不得低于 10 km^2;所有集中式供水工程都必须有消毒措施,日供水 200 t 以上(含 200 t)供水工程须采用自动消毒设备;以地表水为水源、日供水规模超过 500 t(含 500 t)的供水工程限采用净水构筑物形式进行水质处理。其次,重点把握了勘测设计、工程预算、施工监理、资金使用计划、施工合同管理等,推行"六制"。通过招投标,选择有资质的施工队伍和监理单位,主要材料设备通过招投标,选择正规厂家,实行集中采购。该省对管材实行了公开招标,择优选取了 PVC 管、PE 管生产企业各 12 家入围省农村供水市场,确保建设管理规范,工程质量安全可靠、材料设备质优价廉。

(3)加强运行管理。一是政府扶持给政策。按照保本微利的原则,根据物价部门核定的价格,实行水费、水量和水价"三公开",让农民吃上了"放心水"、"明白水"。二是根据规模分类经营。主要分四类:由县水利局成立供水公司或由乡水管站负责经营管理;股份合作制或单一老板投资经营管理;组织用水户成立用水协会负责经营管理;分散单户工程自行管理。三是实行专业化管理。一方面是管理人员方面专业化,解决农村供水工程主体"缺位"现象;另一方面是管理形式方面制度化,集中供水水厂都制定了财务管理、安全生产、岗位责任、水源防护、工程维护等多项管理制度,力求在管理中实现效益最大化。目前,全省上规模的集中供水工程都实现了一厂一院,专业化管理。

(4)强调水质检测。在 2010 年计划开始安排专门资金建设以规模较大水厂为依托的县级集中水质检测中心。要求在今后三年内,每个有农村饮水安全工程的县级行政区域内至少建设一座规模较大、检测项目较齐全的农村饮水安全水质检测中心,统一负责本区域内农村供水水厂的水质监管和检测,从设备和制度上保证水利部门的不缺位。

3.2.1.2 水质现状及成因分析

该省农村饮水不安全问题主要表现在四个方面:一是水型地方病问题严重。饮用高氟水、高砷水的人口呈点状或灶状分布,有160.31 万人饮用高氟水,涉及 79 个县(市、区);有 142.28 万人饮用高砷水(其中常年饮用的有 76.21 万人),涉及 66 县(市、区);有 78.38 万人饮用苦咸水,涉及 42 个县(市、区)。二是水污染问题突出。随着工业废水、城乡生活污水的排放和农药、化肥用量的不断增加,农村水源条件发生了重大变化,70%以上的河流湖泊遭受不同程度的污染,全省有 675.25 万人饮用水中有害物质严重超标。三是局部地区缺水问题仍然存在。部分干旱走廊、山区,因自然地理条件差、山高水低,供水设施缺乏,遇干旱年或干旱季节便严重缺水。据统计,因季节性干旱造成农村饮水不安全人口仍有 443.74 万人。四是血吸虫疫区饮水安全受到严重威胁。该省生活在湖区和环湖丘陵地区以及江河下游血吸虫疫区的人口有 653.67 万人,受饮水安全威胁的人口达 208.61 万人。

该省农村饮水设施多以传统、落后的分散供水为主,农村饮水安全问题很多,污染源点多面广,主要是工农业生产所产生的"三废"污染和人畜粪便的污染。

(1)境内干流水质差。2008 年该省疾病预防控制中心对省境内水系沿岸的 23 家水厂的水源水进行监测。在所检测的 46 个水源水样品中,符合地表水环境质量标准Ⅱ类及以上者为 23.9%。影响水源水卫生质量的主要指标为汞、砷、铁、锑、铊(微生物未监测)。重金属的污染是影响境内水系卫生质量的重要因素,且与工矿企业"三废"排放关系密切。改善城乡生活饮用水水质的关键在于水源保护和水环境污染的治理,从源头上控制污染物进入城乡供水管网。

(2)农村分散式供水卫生差。2009 年省疾病预防控制中心对 26 个县的分散式供水水源类型、供水方式、分类饮用人口、水处理方式、饮水水质等色度(度)、浑浊度(NTU)、臭和味(描述)、肉眼可见物等 19 个指标进行了调查监测。其饮用水水源为地面水和地下水,地面水包括河流、湖泊、水库、沟塘、溪水和其他;地下水包括深井、泉水和浅井。分散式供水饮用人口占所调查人口的 71.52%。根据调查监测结果,枯水期分散式供水的菌落总数、总大肠菌群、耐热大肠菌群超标率分别为 24.64%、59.42%、43.48%;丰水期分散式供水的菌落总数、总大肠菌群、耐热大肠菌群超标率分别为65.22%、34.78%、54.35%。在水质的各项指标中,分散式的微生物指标超标率都比较高。

(3)农村集中供水工程供水水质卫生良好。2009年全省抽取74个县(市、区)1 143处开展农村饮水安全工程水质监测工作,全年采集水样4 568份,其中枯水期共采集水样2 282份,出厂水1 141份,末梢水1 141份;丰水期采集水样2 286份,出厂水1 143份,末梢水1 143份。依据《生活饮用水卫生标准》(GB/T 5749—2006),将监测指标定为感官性状和一般化学指标、毒理学指标、细菌学指标及与消毒相关指标。调查监测结果表明:全省1 143个监测点,水处理方式为沉淀过滤的378座,占工程总数的33.07%;有消毒设施的236座,占工程总数的20.65%。其中按要求使用消毒剂的122座,偶尔使用的97座,不使用的17座,所占比例分别为10.67%、8.49%和1.49%。监测的水质指标,总趋势是枯水期水质优于丰水期。在水质的各项指标中,丰水期、枯水期的菌落总数、总大肠菌群、耐热大肠菌群的合格率都较低,表明影响该省农村饮水卫生安全的主要因素仍是微生物污染。

3.2.1.3 解决农村饮水安全的几点措施

近几年来,该省农村饮水安全工作主要致力于两个方面的探索:一是饮水安全工程建设模式,二是如何提高农村饮用水水质的合格率。

(1)领导重视,责任到位。省委、省政府成立了全省农村饮水安全工作领导小组,由主管副省长任组长,发改委、财政、水利、卫生等相关部门为成员单位。省水利厅也相应成立专门机构,由厅长亲自抓,分管副厅长具体抓。同时,将这项工作(已连续8年被列为"全省为民办实事"之一)列入年度考核重要指标。省农村饮水安全工作领导小组每年都依据当年实际下达《关于农村饮水安全项目的实施意见》。年度实施意见要求各市(州)政府和相关部门从提高思想认识、加强组织领导、明确责任目标、精心组织实施、狠抓督促考核五个方面抓好农村饮水安全工作,全面完成目标任务;将当年建设任务目标量化到了全省 14 个市(州)、116 个县(市、区),将责任落实到政府、到部门、到技术责任人,各市州就年度目标任务也与省政府签订了责任状;明确各市(州)县(市、区)政府作为市(县)级政府部门责任主体,分管水利的市(县)长作为政府领导责任人;明确各市(州)县(市、区)水利(水务)局作为市(县)级水利部门责任主体,局长和分管局长分别为市(县)级水利部门领导责任人和技术责任人。在工程建设方面,建管并重。在工程建成后加强管理,定期组织作业人员进行专业技术培训,保证工程建设成一处,群众受益一片,各类饮水安全工程都能持续发挥效益。

(2)调整思路,科学规划。通过逐年工程建设,为提高农村饮用水水质合格率,适时调整了全省农村饮水安全项目建设思路,坚持"集中为主,水质优先"总体原则。为确保农村饮水安全工程能让群众喝上放心水、干净水,该省尤其注重集中式供水工程的建设。严格把好三关:一看水源水质情况和水量供给能否满足群众用水需求;二看工程规划中是否针对各类水质,采取了絮凝、沉淀、过滤及消毒等工程措施,并要求采取传统构筑物进行水处理;三看工程布局和效益分析。在工程建成后,加强运行管理和水质检测,较大程度上提高了该省农村饮用水水质合格的保证率。

(3)部门合力,政策支持。按照国家相关政策规定,省发改委、省水利厅、省财政厅、省卫生厅联合下发了《关于加强农村饮水安全工程建设与管理工作的通知》,制定颁布了《省农村饮水安全项目建设管理办法》。明文规定各类饮水安全工程的建设标准要严格按照《农村饮水安全卫生评价指标体系》执行。2010 年,省水利厅在相关部门的配合下,针对目前农村饮水安全工程建设与管理的现状,对《省农村饮水安全工程运行管理办法》进行了修订,其中对水源水质管理、取水构筑物的管理、净水厂管理、泵站管理、输配水管网管理等环节单列篇章,进行了详细规定。

目前,该省已有三市已以市政府名义就农村饮水安全工作制定了专门政策。YY市以市政府令〔2010〕2号颁布了《YY市农村饮水安全工程建设与运营管理办法》,对各职能部门的职责进行了明确分工,如卫生部门负责农村供水的卫生监督和水质监测、环保部门负责对饮用水水源的环境监管、污染防治等。YG市也实行了《YG市乡镇供水用水管理办法》,其中对水源保护区和供水工程的管理范围进行了详细规定。CD市则出台了操作性很强的《CD市农村生活饮用水水源保护管理办法》,将全市农村饮用水重点保护水源分为市、县级两级,根据水质保护要求,划定了农村饮用水水源一、二级保护区等。

全省通过几年来的农村饮水安全工程建设,解决了几百万人民群众饮水问题,生产、生活条件得到了极大改善,减少了疾病,提高了健康水平,进一步解放了生产力,深受广大农民群众的欢迎和拥护。但农村饮用水水质保障工作还待提高,其主要原因:一是随着经济持续快速发展,农村水污染整体状况不容乐观。二是农村水质检测难度大。大多数集中供水工程没有配备必要的水质检测设备,日常水质的安全与否只能依靠卫生部门的水质监测。三是资金缺口大。缺乏对农村饮用水水源的保护和宣传。

基于以上,为有效巩固农村饮水安全工程现有成果,同时促进该项工作的深入开展,省水利厅计划从以下几个方面对农村饮水安全工作做进一步夯实:

(1)宣传引导,提高农民环保意识。引导农民转变生产生活方式,提高农药化肥有效利用率,减少农业面源污染;集中抓好改厨、改厕、改圈及沼气池建设。

(2)构建保障机制,提高农村饮用水质量。把环境保护法律法规作为村干部培训重要内容,从而提高农民保护饮用水质量自觉性;大力推广农村生活污水和垃圾处理、废弃物综合利用等实用技术,遵循资源化、无害化、减量化原则,加快规模化畜禽养殖企业污染治理。

(3)杜绝工业污染下乡,防止污染由城市向农村转移。

(4)强化农村饮水监测系统工作,制定完善的农村饮用水管理制度。依靠科技手段加强饮用水水源保护区管理和水质监测,实行水源地定期监测制度。

(5)加强入河排水口监督管理,从源头杜绝污染。加大力度清除水源井防护区内的各类污染源,彻底消除污染隐患,切实保障饮用水安全。

3.2.2　地方政策的共性与特点

3.2.2.1　政策

根据各地方农村饮用水安全工程政策调研结果,各地方的政策都具备以下几个共同点:

(1)响应中央号召,提高广大基层干部和群众对农村饮用水安全工程的重视程度,把这一工程纳入农民生活的民生问题,农村基础设施建设问题,加大建设力度,从思想上重视起来。全国各地方政府,为加大建设力度都因地制宜,实施了大量的地方性政策、规划。这些文件的实施不仅加大了农村饮用水安全工程的宣传力度,也使得工程开展有据可依,并且紧密联系中央的精神指导。保证了村镇供水工程的安全、正常运行,充分发挥工程效益,更好地满足村镇居民对水的需求,使各地方工程建设更好地满足《中华人民共和国水法》、《全国农村饮用水安全工程"十一五"规划》及其他有关规定。逐步建立和完善与我国经济社会发展相适应的、符合村镇供水工程特点的工程管理体制和运行机制,促进工程的良性运行。

各地方政府也根据各地经济社会发展水平和水资源条件,科学规划,合理布局。按照"先急后缓、先重后轻、突出重点、分步实施"的原则,优先解决对农民生活和身体健康影响较大的水质安全问题。从长远考虑,进一步贯彻落实全面建设小康社会、统筹城乡发展,加强农村基础设施建设。

地方政策都强调提高广大农民群众的饮用水安全意识,提高广大农村居民,尤其是水源地保护区的居民对饮用水安全重要性的认识,提高他们自觉保护饮用水水源、保护改水设施和节约用水的意识,从而推动了政府改造措施的顺利实施,改造工程得到长期有效的维护和使用。这些为农村饮用水安全工程的实施奠定了良好的前提,使得工程的建设和管理工作能够顺利地开展,并且得到广大群众的支持和拥护,使得农村饮用水工程的建设力度不断壮大,同时也为政府的惠民政策树立了良好的形象,党和人民一条心,努力办好农村饮用水安全工程。

(2)把工程建设管理资金问题当做农村饮用水安全工程的关键问题。农村饮用水工程作为社会公益性事业,对于广大农村地区,建设资金是农村饮用水工程能否有效实施的关键性问题。总结各个地方政策的建设资金这一项,大部分的资金筹措共性都是以业主自筹和地方政府投入为主,省、市对饮水项目实行适当补助,即"中央投资+地方配套"的模式,以此作为建设资金来源。这主要是因为农村地区相对经济条件比较落后,生产力水平普遍不高,使其地方财政收入还不足以承担建设农村饮用水安全工程建设的全部资金。目前,我国各地农村除依靠国家财政拨款外,在资金来源上主要还做了如下一些类似的努力:一是建议各级政府发挥主导作用,加大投入力度,按照工业反哺农业、城市支持农村的要求,将农村改水项目资金列入年度财政预算计划,安排专项资金用于工程建设,并逐年增加,争取国家、省、市支持。各级财政主管部门要做好财政资金的筹措、拨付和管理,加强对建设资金使用情况的监督和检查,加大监管力度,发现问题及时督促纠正,配合水行政主管部门参与对工程的实施和验收考核。同时,大部分地方政府也建立了工程资金公示窗口等一系列的资金流向管理措施,使资金运用合理高效运行。二是结合市场经济,开展广泛的资金吸引渠道。在这个方面,各地方政府主要推行的资金吸引政策主要有:目标管理责任制承包、风险抵押承包、租赁承包等。形成多元化的投资机制,以补充政府资金不到位时的状况。坚持"谁投资,谁受益"政策,鼓励支持民间资金介入改水项目建设,采用市场化运作,多方筹措,解决改水资金不足。三是各地政府都提出了融资方面的优惠政策,以此鼓励民间资本的融入。特别是对水厂的建设上都予以强大的政策扶持,积极采取措施,加大资金投入,加快工程建设进度。同时明确农饮工程产权,财政资金投入私营水厂后划清股份,体现政府对农民用水的补贴效应,农民自筹资金以管道初装费形式向农户收取,根据各地的经济效益情况合理调整和控制收费差别。

(3)水源的管理都纳入了各地农村饮用水安全工程的重点关注内容。随着工业的发展,各地农村都面临着水源保护问题,目前普遍存在的水源危机主要体现在工业污染和农业生活污染。工业污染指的是一些乡镇企业的废料废水,没有通过相应的处理就直接排入当地水源中,农业污染主要还是农业生产中大量使用的化肥、农药,直接随着地表径流进入水体,使水体微量有毒污染物增加,这些污染物质目前没有引起人们足够的重视,但它们对人体及其他生物的影响都是不容忽视的。另外,农村居民的生活污水,携带着大量的氮、磷、有机物等,通过地表径流流入水体,也造成了一定的水体污染。

农村地区缺乏配套成型的水处理设施,这对水源保护造成了一定的难度。各地方政府在面对水源保护问题上,首先都是加大水源保护的宣传力度,引起社会各界的高度重视,进一步促进各级政府和相关部门的落实力度,营造全社会关心支持农村安全饮水的良好氛围。再者,将饮用农村水源地保护纳入环境保护目标管理责任制,确定各水源地的保护目标,明确各级政府领导对饮用水源地保护的责任。此外,制定和完善有关饮用水水源地保护性地方法规,加强统一管理和保护,全面推进依法治水,为饮用水水源地保护和管理提供科学保障。

各地方政府针对水源保护的困难性都做出了积极的努力,一些地区的水源附近都会竖立保护区标志碑,有的甚至还建设了铁网栅栏等保护措施,防止水源地受到人为污染。并且,相当一部分农村地区为了保护水源地,都会在水源地周围种植防护,这样不仅截留了污染物的流入,也为保持水源地的水土作出了贡献。各地村政府还加强水源地的监控,防止有毒有害物质进入水源;同时也控制人们的生活垃圾、粪便等离水源地的距离；保护区内直接或间接地向水域排放废水，必须符合国家及地方规定的废水排放标准，当排放总量不能保证保护区内水质满足规定的标准时，必须削减排污负荷；每年应按规范对水源地水质进行监测，监控水源地的水质情况，并且在遇到突发性水污染事件时，建立农村饮用水水源地应急预案，以最快的速度、最大的效能、最有序地实施监控和救援、最大限度地确保人民群众生命财产安全，把水污染危害降到最低程度，确保农村饮用水水源地安全。

一些地方的农村为了防止农村生活污染物流入水源地，还积极开展绿色农业的工作。控制农药等化学产品的用量，控制其流入水源地。提倡农药和化肥等农用药品的科学合理使用，有条件的地区甚至还大力开展沼气工程的建设，实行绿色农业、科学农业，将生活垃圾变废为宝，防止其对水源和自然环境的污染。

(4)加大农村饮用水工程的管理力度。饮用水工程中的建设和管理都需要良好的政策引导和约束，才能保证工程的顺利开展和运行。在工程管理政策方面，各地主要存在以下的几个共同点：一是政府对工程的开展进行调研工作，通过评估确保工程建成后能取得预期的效果，因地制宜、统一规划、充分论证、合理布局。确保工程建设将符合国家的相关和规定和标准。二是建立管理机构、落实管理主体。形成从省、市、乡的逐层领导管辖，多举办农村饮水安全管理与制度建设培训班和研讨会，培植先进典型，总结推广先进乡镇的经验。使得农村饮用水安全管理与制度建设难题得到有效破解，初步建立起与乡镇村发展相适应的农村供水运行新机制、农村饮水安全管理和制度建设新模式，提高县城自来水的供应能力，管网逐步向周边农村延伸，扩大中心镇水厂的供水范围，提高标准化水厂的投资效率。村镇地区的管网和设施由当地政府自行管理，出现了承包或者租赁等多重管理形式。形成各级政府各部门的重视，农民主动参与，各界积极支持的解决农村饮用水问题的社会氛围，使农村饮水安全管理工作步入规范化、法制化运行轨道。三是对各管理层面进行规范和考察,层层落实管理责任,使得饮用水工程得以高效率规范地进行。各村镇配备专业素质较高的管理员,各乡镇在乡镇水厂或乡镇水管站中增加农村饮用水管理职能,由专职人员统一指导辖区内联村或单村饮用水工程管理。四是在后期收益和税费计价方面,大部分地区都考虑自身的实际情况,合理安排。农村饮用水工程形成的资产归投资者所有,并按有关规定进行管理、使用、维修、养护,确保工程的正常、安全运行。地表水和地下水都必须经过严格的制水消毒后,才能供给用户。政府研制出台一套适合农村实际的乡村供水收费政策和价格体系。明确农村供水实行有偿供水,努力实现"以水养水"的良性循环。五是明确奖惩政策。农村饮用水改造是一个长效的公益事业,要注重长期管理。大部分地区都设立农村饮用水工作专项管理资金,保障各项管理措施到位。各相关部门建立健全管理责任分工制度、考核制度和奖惩规定等系列保障措施,卫生监测经费列入县财政预算,有力促进了农村供水的安全、正常运行。县级政府根据不同的用水成本,制定不同档次的水费标准,供相应农村参照执行。普遍的农村地区,供水水费由村民代表大会讨论决定。收取的水费主要用于饮用水的管理、维修、更新、改造及管理人员工资等项开支。杜绝水费乱加价、乱收费、乱摊派现象的出现。同时,在实施农村饮用水改造扶持时,补助和奖励相结合,对工程开展较快较好的村庄予以鼓励和表扬,对相对落后的地区提供技术和经费的双重帮助。六是健全管理基层的监督制度。在大部分的农村地区,都实行了农村饮用水工程管理公开制度,在确保安全生产和正常供水的基础上,不断提高工程管理水平和服务质量。地方职能部门分工明确,加快完善工程维护的社会化服务体系。各地区还重视提高专业技术知识,尤其注重为规模较小的单村、联村供水工程提供维修、技术咨询等服务。

目前,农村饮用水工程在全国各地的农村都广泛地开展起来,各个地方政府按照工程开展的基本规律,制定了如上的一些类似的政策规范,这些管理规范都明确了工程管理工程中的职责和范围,有效地提高了工程的效率和质量,在为农民朋友们办实事的同时也加强了自身的管理能力,同时也因地制宜提出了多元化的管理政策,确保了饮用水工程的良好运行。

除了以上的基本共性,在我国广大农村地区,由于地理自然条件和经济条件的差异,也不乏一些有特色的地方政策。

河南省出台的《关于贯彻落实党的十七届三中全会和胡锦涛总书记视察河南时重要讲话精神,进一步推进农村改革发展的意见》中指出:加快实施农村饮水安全工程,进一步改善农村饮水条件,5年内解决全省农村人口饮水安全问题,具备条件的地方力争10年内实现村村通自来水。从2005年起,省政府每年都将农村饮水安全工作列入向社会承诺要办的"十件实事"内容之一,多次召开全省性的电视电话会和现场会议,作为重点督察项目狠抓落实;建立了由发改委、财政、水利、卫生、环保、建设等部门参加的农村饮水安全工作联席办公会议制度,及时研究解决工程建设中的问题;并把农村饮水安全工作列为省"红旗渠精神杯"竞赛活动评选的重要内容进行考核;省委、省政府主要领导多次深入到工程建设一线检查指导,听取汇报,提出要求。各市、县都成立了农村饮水安全工作领导小组,层层落实项目建设领导责任制,实行市领导包县、县领导包乡、乡村干部包工程。各有关部门分工合作,协同作战,保证了饮水安全项目的顺利实施。

截至2010年10月,甘肃省农村饮水安全达标人口已累计达到1 126万,农村自来水普及率由2005年的25.8%提高到了2010年的51%,甘肃已有超过一半的农村人口喝上了安全、卫生、方便的自来水。甘肃水利厅从项目前期工作、计划管理、建设进度、建设管理、水源水质管理、落实地方配套资金,加大改革创新力度等七个方面提出了具体要求,与甘肃各市(州)签订目标责任书,落实省级配套资金。甘肃省政府制定印发了《甘肃省农村饮水安全工程运行管理试行办法》,落实饮水安全工程管理责任。甘肃省水利厅制定了《甘肃省农村饮水安全水源保护与水质检测工作方案》、编印了《甘肃省农村饮水安全工程水质检测工作手册》，做到水质监测全覆盖，切实保障供水安全。并为加强农村饮用水安全应急保障工作，提高全省农村饮水安全突发事件预防和应对工作水平，制定了《甘肃省农村饮水安全应急预案》。

"十一五"时期，山东省用 3 年左右的时间让全省 80% 以上的村庄用上安全、卫生的自来水；湖北、贵州两省计划用 5 年时间全部解决农村人口饮水不安全问题；江苏省在"十一五"期间投资 150 多亿元，重点解决欠发达地区的饮水问题。目前，全国有 24 个省级政府专门出台了农村饮水安全工作的意见或办法，对工程规划、建设和运行管理等做出明确规定，所有项目资金投入都要按照政府批准的饮水安全工程建设规划进行实施，保障了工程建设的资金需求。

3.2.2.2 资金

在资金方面，各地方的投入差异主要取决于当地的经济发展状况。大部分经济发展较快的省份如浙江、江苏等地区，资金投入相对较大。经济条件相对较弱的中西部地区，则在加大资金投入的同时，也加大工程的实行年限，广泛吸引社会各界资金，向先进区域学习借鉴经验，长期累积工程效果以解决当地的农村饮用水安全问题。

在我国西北部地区例如西藏，其水源相对紧缺，经济结构以畜牧业为主，故此西藏地区对水源的保护尤其重视。西藏地区的水质监测部门对采集的水样检验结果表明，该区农牧区水质总体情况良好，但由于农牧区水源易被牲畜粪便污染，农牧区水质大肠菌群、硝酸盐超标的情况较为普遍。故当地政府提出了《西藏自治区饮用水水源环境保护管理法》，强调禁止破坏水环境生态平衡的活动以及破坏水源涵养林、护岸林或者与水源保护相关的植被，各级人民政府应当对本行政区域内饮用水水质负责，将饮用水水源环境保护纳入城镇总体规划和水污染防治规划，划定饮用水水源保护区，保证饮用水水源保护区的水质符合规定标准。

3.2.2.3　水质及检测

在饮用水水质监测方面,各地因技术、人口等一系列原因,也各具特色。

广西壮族自治区目前已完成了水质检测点的确定、水样品采集以及与水有关数据的收集。

广东省则要求当地各调查县选择一个监测点、一个行政村、10个调查户进行抽样调查,并将调查结果和记录文件及时反映到省疾控中心,由专家组审查。审查合格的才可以开展接下来的调查工作,以保证水质监测质量。

江苏省在选择项目点时则与农村饮用水监测工作相结合,并且省政府还指出,各地方可在省指定的调查点的基础上再进一步扩大覆盖面积,以更全面地掌握当地饮用水水源与卫生条件的现状。

3.2.2.4　管理

水费收取是饮用水工程建成后正常投入运行的主要依靠,但在广大农村地区,人们常年的生活习惯已经形成了不花钱用水的模式,加上农村的收入普遍不如城市,所以在水价的制定方面,各个地方根据当地的建设投资和居民生活条件形成了较大的差异。

为了规范管理的资金运转,一些地方实行所有权和经营权分离,成立专门企业来管理供水。典型的代表是江苏省,该地区要求供水单位必须确保供水水质达到相关生活饮用水卫生标准,同时,建立出厂水、管网水、管网末梢水水质检测、化验制度。水价实行分类计价。生活用水价格按照保本微利的原则确定,非生活用水价格按照成本加合理利润的原则确定。区域供水价格必须举行听证,而单个行政村或自然村的供水水价由村委会通过"一事一议"和农户商定。目前,该省农村水价一般在每立方米 1.5 元到 2 元,比城市每立方米 3 元左右的水价要低。苏中一些地方由县城水厂直接向农户供水,成本高一点,水价也高一点。

相比之下,杭州各地的部分农村的运行经营模式就更体现了市场化、开放化。该地区要求各级政府创新模式、分类经营,因地制宜地做好农村饮用水长效管理。企业管理根据所有权确定,如由乡镇政府投资兴建的集中式供水工程,成立专门机构对饮用水工程的维护及水费的收取进行管理;由民间投资兴建的集中式供水工程,所有权归投资者所有,经营采用市场化方式运作。如此充分体现了政府与群众一同办建农村饮用水工程的决心,所有权不再完全属于政府,各地可自行兴建供水工程,所有权也归民间所有。充分调动各个方面的资金,高效率地办好农村饮用水工程。此外,当地还根据实践经验,制定了养护费主要向工矿企业等非生活用水的用水点收取的特殊政策,减轻了农民群众的负担,为以水养水的顺利进行创造了良好的条件。

结合各地方政策的共性与特点,各地为了顺利地开展农村应用水安全工程的建设都做了充分的调查和明确的规划,这为后期工程的顺利开展奠定了必不可少的基础;在工程的管理方面,各地也因地制宜地实行着一系列成文的管理条例,完善了工程的管理体制,明确责任和分工;在后期维护运行方面更是有着结合当地实际的方法,使得大部分地区的以水养水模式得以充分实施。应当指出的是,不管是地方政策的相似处还是特色处,只要是结合了当地实际,利于农村饮用水安全工程顺利开展,都是应当提倡和受到上一级政府鼓励的,各地的农村饮用水安全工程的建设正在蓬勃向上地发展着,这些都与各地的一系列政策是密不可分的。

3.3 饮水卫生标准及检测

水质标准是用水对象所要求的各项水质参数应达到的指标和限制。

农村供水水质直接关系到老百姓的身体健康和生活使用安全,因此国家对饮用水的水质标准也十分关注,且随着科技的进步和水源污染的日益加重,水质标准也在不断地修改和完善中。由原来的城市和农村实行不同的生活饮用水卫生标准,到现在统一实行《生活饮用水卫生标准》(GB 5749—2006)。

3.3.1 饮水卫生标准

3.3.1.1 我国生活饮用水卫生标准的发展历程

1950年,上海市人民政府颁布了《上海市自来水水质标准》,共有16项指标。1954年,我国卫生部拟订了一个自来水水质暂行标准草案,有16项指标,于1955年5月在北京、天津、上海等12个大城市试行,这是新中国成立后最早的一部管理生活饮用水的技术法规。1959年经国家建设部和卫生部批准,定名为《生活饮用水卫生规程》。

1976年,国家卫生部组织制定了我国第一个国家饮用水标准,共有23项指标,定名为《生活饮用水卫生标准》(TJ 20—76),经国家基本建设委员会和卫生部联合批准。1985年卫生部对《生活饮用水卫生标准》进行了修订,指标增加至35项,编号改为GB 5749—85,于1986年10月起在全国实施。

2001年,卫生部以文件的形式发布《生活饮用水水质卫生规范》,取代GB 5749—85《生活饮用水卫生标准》(但国家不认可),共96项指标(34常规项目+62非常规项目)。2005年6月,建设部发布《城市供水水质标准》,编号CJ/T 206—2005,有指标101项(42常规+59非常规)

2005～2006年,卫生部在《生活饮用水水质卫生规范》的基础上进行了协调与修订,于2006年12月发布《生活饮用水卫生标准》,编号仍用GB 5749,2007年7月1日实施。《生活饮用水卫生标准》(GB 5749—2006)指标增加至106项(42常规+64非常规),其中14项指标将对农村放宽,即菌落总数、氟、砷、硝酸盐、色度、pH、耗氧量、总硬度、浑浊度、溶解性总固体、氯化物、硫酸盐、铁、锰。

3.3.1.2 《生活饮用水卫生标准》(GB 5749—2006)

《生活饮用水卫生标准》(GB 5749—2006)包括10个部分,包括范围、规范性引用文件、术语和定义、生活饮用水水质卫生要求、生活饮用水水源水质卫生要求、集中式供水单位卫生要求、二次供水卫生要求、涉及生活饮用水卫生安全产品卫生要求、水质监测以及水质检验方法等。

在范围中明确提出:城乡集中式和分散式给水,将城乡供水的标准统一到一起。

生活饮用水应满足以下基本要求:

(1)流行病学安全,饮水中不含病原体,以防止介水传染病的发生和传播;

(2)水中所含的化学物质,对人体健康不会产生急性或慢性不良影响;

(3)感观性状良好,人们愿意使用;

(4)生活饮用水应经消毒处理;

(5)生活饮用水水质应符合表3-1~表3-4的规定。

表3-4中14项指标放宽,其他仍按表3-1~表3-3执行。

表3-1　水质常规指标及限值

指标	限值
1. 微生物指标[①]	
总大肠菌群(MPN/100 mL 或 CFU/100 mL)	不得检出
耐热大肠菌群(MPN/100 mL 或 CFU/100 mL)	不得检出
大肠埃希氏菌(MPN/100 mL 或 CFU/100 mL)	不得检出
菌落总数(CFU/mL)	100
2. 毒理指标	
砷(mg/L)	0.01
镉(mg/L)	0.005
铬(六价,mg/L)	0.05
铅(mg/L)	0.01
汞(mg/L)	0.001
硒(mg/L)	0.01

指标	限值
氰化物(mg/L)	0.05
氟化物(mg/L)	1.0
硝酸盐(以 N 计,mg/L)	10 地下水源限制时为 20
三氯甲烷(mg/L)	0.06
四氯化碳(mg/L)	0.002
溴酸盐(使用臭氧时,mg/L)	0.01
甲醛(使用臭氧时,mg/L)	0.9
亚氯酸盐(使用二氧化氯消毒时,mg/L)	0.7
氯酸盐(使用复合二氧化氯消毒时,mg/L)	0.7
3. 感官性状和一般化学指标	
色度(铂钴色度单位)	15
浑浊度(NTU - 散射浊度单位)	1 水源与净水技术条件限制时为 3
臭和味	无异臭、异味
肉眼可见物	无
pH （pH 单位)	不小于 6.5 且不大于 8.5
铝(mg/L)	0.2
铁(mg/L)	0.3
锰(mg/L)	0.1
铜(mg/L)	1.0
锌(mg/L)	1.0
氯化物(mg/L)	250
硫酸盐(mg/L)	250
溶解性总固体(mg/L)	1 000

续表 3-1

指标	限值
总硬度(以 $CaCO_3$ 计,mg/L)	450
耗氧量(COD_{Mn}法,以 O_2 计,mg/L)	3 水源限制,原水耗氧量 >6 mg/L 时为 5
挥发酚类(以苯酚计,mg/L)	0.002
阴离子合成洗涤剂(mg/L)	0.3
4. 放射性指标②	指导值
总 α 放射性(Bq/L)	0.5
总 β 放射性(Bq/L)	1

注:①MPN 表示最可能数;CFU 表示菌落形成单位。当水样检出总大肠菌群时,应进一
步检验大肠埃希氏菌或耐热大肠菌群;水样未检出总大肠菌群,不必检验大肠埃
希氏菌或耐热大肠菌群。

②放射性指标超过指导值,应进行核素分析和评价,判定能否饮用。

表 3-2　饮用水中消毒剂常规指标及要求

消毒剂名称	与水接触时间	出厂水中限值 (mg/L)	出厂水中余量 (mg/L)	管网末梢水中余量 (mg/L)
氯气及游离氯制剂 (游离氯)	至少 30 min	4	≥0.3	≥0.05
一氯胺(总氯)	至少 120 min	3	≥0.5	≥0.05
臭氧(O_3)	至少 12 min	0.3		0.02 如加氯,总氯≥0.05
二氧化氯(ClO_2)	至少 30 min	0.8	≥0.1	≥0.02

表 3-3　水质非常规指标及限值

指标	限值
1. 微生物指标	
贾第鞭毛虫(个/10 L)	< 1
隐孢子虫(个/10 L)	< 1
2. 毒理指标	
锑(mg/L)	0.005
钡(mg/L)	0.7
铍(mg/L)	0.002
硼(mg/L)	0.5
钼(mg/L)	0.07
镍(mg/L)	0.02
银(mg/L)	0.05
铊(mg/L)	0.000 1
氯化氰　(以 CN^- 计,mg/L)	0.07
一氯二溴甲烷(mg/L)	0.1
二氯一溴甲烷(mg/L)	0.06
二氯乙酸(mg/L)	0.05
1,2 – 二氯乙烷(mg/L)	0.03
二氯甲烷(mg/L)	0.02
三卤甲烷(三氯甲烷、一氯二溴甲烷、二氯一溴甲烷、三溴甲烷的总和)	该类化合物中各种化合物的实测浓度与其各自限值的比值之和不超过 1
1,1,1 – 三氯乙烷(mg/L)	2
三氯乙酸(mg/L)	0.1

指标	限值
三氯乙醛(mg/L)	0.01
2,4,6 - 三氯酚(mg/L)	0.2
三溴甲烷(mg/L)	0.1
七氯(mg/L)	0.000 4
马拉硫磷(mg/L)	0.25
五氯酚(mg/L)	0.009
六六六(总量,mg/L)	0.005
六氯苯(mg/L)	0.001
乐果(mg/L)	0.08
对硫磷(mg/L)	0.003
灭草松(mg/L)	0.3
甲基对硫磷(mg/L)	0.02
百菌清(mg/L)	0.01
呋喃丹(mg/L)	0.007
林丹(mg/L)	0.002
毒死蜱(mg/L)	0.03
草甘膦(mg/L)	0.7
敌敌畏(mg/L)	0.001
莠去津(mg/L)	0.002
溴氰菊酯(mg/L)	0.02
2,4 - 滴(mg/L)	0.03
滴滴涕(mg/L)	0.001
乙苯(mg/L)	0.3

指标	限值
二甲苯(mg/L)	0.5
1,1 - 二氯乙烯(mg/L)	0.03
1,2 - 二氯乙烯(mg/L)	0.05
1,2 - 二氯苯(mg/L)	1
1,4 - 二氯苯(mg/L)	0.3
三氯乙烯(mg/L)	0.07
三氯苯(总量,mg/L)	0.02
六氯丁二烯(mg/L)	0.000 6
丙烯酰胺(mg/L)	0.000 5
四氯乙烯(mg/L)	0.04
甲苯(mg/L)	0.7
邻苯二甲酸二(2 - 乙基己基)酯(mg/L)	0.008
环氧氯丙烷(mg/L)	0.000 4
苯(mg/L)	0.01
苯乙烯(mg/L)	0.02
苯并(a)芘(mg/L)	0.000 01
氯乙烯(mg/L)	0.005
氯苯(mg/L)	0.3
微囊藻毒素 - LR(mg/L)	0.001
3. 感官性状和一般化学指标	
氨氮(以 N 计,mg/L)	0.5
硫化物(mg/L)	0.02
钠(mg/L)	200

表 3-4 农村小型集中式供水和分散式供水部分水质指标及限值

指标	限值
1. 微生物指标	
菌落总数(CFU/mL)	500
2. 毒理指标	
砷(mg/L)	0.05
氟化物(mg/L)	1.2
硝酸盐(以 N 计,mg/L)	20
3. 感官性状和一般化学指标	
色度(铂钴色度单位)	20
浑浊度(NTU - 散射浊度单位)	3 水源与净水技术条件限制时为 5
pH(pH 单位)	不小于 6.5 且不大于 9.5
溶解性总固体(mg/L)	1 500
总硬度(以 $CaCO_3$ 计,mg/L)	550
耗氧量(COD_{Mn}法,以 O_2 计,mg/L)	5
铁(mg/L)	0.5
锰(mg/L)	0.3
氯化物(mg/L)	300
硫酸盐(mg/L)	300

生活饮用水卫生标准中的水质指标主要包括:感观性状指标、一般化学指标、毒理学指标、细菌学指标、放射性指标。

(1)感观性状指标:色度、浑浊度、臭和味、肉眼可见物。

色是指水的真色而言,也就是水中所含悬浮物质被除去以后的颜色。清洁的地面水,水浅时无色,深时呈现浅蓝色;地下水一般都是清亮无色的。标准规定色度为不超过15(20)度。一般经过常规净化处理的水,可达到要求。

浑浊度是由泥土、粉砂、微细的有机物、无机物、浮游生物和其他微生物等悬浮物等所引起的。标准规定浑浊度不超过1(3)NTU,特殊情况下不超过3(5)NTU。

臭和味是两种不同的感觉,标准规定不得有异臭、异味,臭、味采用常规净化方法很难除去,对于农村生活饮用水欲求无异臭和异味,必须注意水源选择及保护。

肉眼可见物指浮沫、沉淀物、油膜、水生生物以及一切令人厌恶的物质,这项指标弥补了浑浊度和色度两项指标所不能说明的问题。

(2)一般化学指标:11项。

水中pH值规定为6.5~9.5,pH值过低,可腐蚀给水管道而影响水质;过高又会引起水中溶解盐析出而使感官恶化,并影响消毒效果。

钠、钾、钙、铁、锌、镁、氯等指标,是对人体健康有益但不希望过量的指标。

挥发酚类、阴离子合成洗涤剂等指标,属于水体受污染和废水处理不当的指标。是对人体健康无益但一般情况下毒性低的物质。

耗氧量:代表了水体中有机物和其他还原性物质的总量,属于水体受污染和废水处理不当的指标。

(3)毒理学指标:共15项。

(4)细菌学指标:3项(实际上含1项消毒剂)。

细菌总数系指示水的有机物质污染情况,总大肠菌群是作为肠道病原菌的指示菌,标志着水被粪便污染,两者结合用以判断水的安全程度。

末梢管网水中余氯含量达标,可表明饮水消毒完善,并预示无二次污染的可能。

(5)放射性指标:2项,为总α放射性和总β放射性。

3.3.1.3 《农村实施〈生活饮用水卫生标准〉准则》

1991 年 5 月 3 日,卫生部/全国爱国卫生运动委员会,发布颁布实施《农村实施〈生活饮用水卫生标准〉准则》,其目的是为保证农村居民生活饮用水水质符合安全卫生,逐步达到国家《生活饮用水卫生标准》的要求,保护人民的身体健康,促进农村改水事业的发展。适用范围是广大农村居民点集中式给水和分散式给水。

但 2007 年 7 月 1 日实施的《生活饮用水卫生标准》统一了城镇和农村饮用水卫生标准,不论是城市还是农村、不论是集中式供水还是分散式供水,都应符合新标准的要求。《农村实施〈生活饮用水卫生标准〉准则》退出了历史舞台。

3.3.2 水质检测频率和方法

城镇管网延伸的农村集中式供水单位水质检测的采样点选择、检验项目和频率、合格率计算建议按照《城市供水水质标准》(CJ/T 206—2005)执行。村镇自建式集中式供水单位按照《村镇供水单位资质标准》(SL 308—2004)执行。

供水单位水质检测结果应定期报送当地卫生行政部门,报送水质检测结果的内容和办法由当地供水行政主管部门和卫生行政部门商定。当饮用水水质发生异常时应及时报告当地供水行政主管部门和卫生行政部门。

Ⅰ、Ⅱ、Ⅲ类(1 000 t/d 以上)供水单位应建立水质化验室,配备检验人员、仪器设备;Ⅳ类供水单位应逐步具备检验能力;Ⅴ类(200 t/d 以下)供水单位应有人负责水质检验工作。水质检验记录应真实、完整和保存完好。

3.3.2.1 采样点

水质采样点应选在水源取水口、水厂(站)出水口、水质易受污染的地点、管网末梢等部位。管网末梢采样点数建议 1 个自然村 1 个,或在供水人口 1 万区域设置 1 个。

3.3.2.2　检测项目及频率

水质检验项目及检测频率不应低于表 3-5 的要求,出厂水水质检测项目单项合格率应满足表 3-6 的要求。

表 3-5　水质检验项目及检测频率

水源		检验项目	供水单位类型				
			Ⅰ类	Ⅱ类	Ⅲ类	Ⅳ类	Ⅴ类
水源水	地下水	感官性状指标,pH	每周 1 次	每周 1 次	每周 1 次	每月 2 次	每月 1 次
		细菌学指标	每月 2 次	每月 2 次	每月 2 次	每月 1 次	每月 1 次
		特殊项目	每周 1 次	每周 1 次	每周 1 次	每月 2 次	每月 2 次
		全分析	每季 1 次	每周 2 次	每周 1 次	每年 2 次	每年 2 次
	地表水	感官性状指标,pH	每日 1 次	每日 1 次	每日 1 次	每日 1 次	每日 1 次
		细菌学指标	每周 1 次	每周 1 次	每月 2 次	每月 1 次	每月 1 次
		特殊项目	每周 1 次	每周 1 次	每周 1 次	每周 1 次	每周 1 次
		全分析	每月 1 次	每季 1 次	每年 2 次	每年 2 次	每年 2 次
出厂水		感官性状指标,pH	每日 1 次	每日 1 次	每日 1 次	每日 1 次	每日 1 次
		细菌学指标	每日 1 次	每日 1 次	每日 1 次	每周 1 次	每月 2 次
		消毒控制指标	每班 1 次	每班 1 次	每日 1 次	每日 1 次	每日 1 次
		特殊项目	每日 1 次	每日 1 次	每日 1 次	每日 1 次	每日 1 次
		全分析	每月 1 次	每季 1 次	每年 2 次	每年 2 次	每年 1 次
末梢水		感官性状指标,pH	每月 2 次	每月 2 次	每月 2 次	每月 2 次	每月 1 次
		细菌学指标	每月 2 次	每月 2 次	每月 2 次	每月 2 次	每月 1 次
		消毒控制指标	每月 2 次	每月 2 次	每月 2 次	每月 2 次	每月 1 次
		全分析	每季 1 次	每年 2 次	每年 1 次	每年 1 次	视情况确定

表 3-6　出厂水水质检测项目单项合格率

检验项目	供水单位类型				
	Ⅰ类	Ⅱ类	Ⅲ类	Ⅳ类	Ⅴ类
浑浊度、细菌总数、总大肠菌群、消毒控制指标	98%	98%	95%	93%	93%

进行水样全分析时,感官性指标、pH、细菌学指标和消毒控制指标为必检项目;苯并(a)芘、DDT、六六六和银等四个项目可不检测;其他检测项目可根据当地水质情况和需要,由供水单位与当地卫生部门共同研究确定。

当水源受有机物污染时,应增加耗氧量(COD_{Mn})检测频率,出厂水耗氧量不应超过 3 mg/L,特殊情况下不应超过 5 mg/L;当水源受粪便污染时,应增加粪大肠菌群检测频率,出厂水和管网末梢水的粪大肠菌群的限值是每100 mL 水样不得检出;当水源受重金属或其他污染物污染时,应增加检测相应指标,出厂水水质不应超过该指标限值。

3.3.2.3 检测方法

检测之前要做好水样的采集工作。采样器与容器应清洗干净,器内壁无杂质。采集的水样应均匀、有代表性、不改变理化性质;一般采集量为 2 ~ 3 L(2 ~ 3 kg),根据检测项目的多少,可采 10 L(10 kg),装水样容器外壁应贴水样采集的时间、地点、采样人等标签。能够现场检测的指标尽量现场检测,不能现场检测的,需要按照一定的方法进行保存。根据监测的水质指标不同,可以采用加酸、碱或冷藏低温保存。

常用水质指标的主要检测方法如下:

(1)臭、味、肉眼可见物可用文字描述。

(2)色度可用铂钴比色法:用氯铂酸钾和氯化钴配成铂钴标准溶液,规定每升蒸馏水中含有 1 mg 铂和 0.5 mg 钴时产生的颜色为 1度。

(3)浊度:散射光浊度仪(NTU)测定。

(4)pH:pH 电位计法(精密酸度计),以玻璃电极为指示电极,以饱和甘汞电极为标准电极。使用前电极用蒸馏水浸泡 24 h 以上,用标准溶液对仪器进行标定。

(5)溶解性总固体:重量法,水样经过滤(0.45 μm 中速定量滤纸)后在一定温度下(103 ~ 105 ℃)烘干所得的固体残渣为溶解性总固体。

（6）总硬度：EDTA 滴定法，用碱性缓冲溶液调 pH = 10，EBT 指示剂，EDTA 滴定，终点红色→蓝色。

（7）氯化物：硝酸银滴定法。

（8）硫酸盐：硫酸钡重量法，硫酸盐在强酸性条件下和氯化钡生成白色硫酸钡沉淀，灼烧至恒重后，根据硫酸钡的量计算硫酸盐的量。

（9）铁：邻二氮菲分光光度法。

（10）锰：过硫酸铵分光光度法。

（11）氟化物：离子选择电极法。

（12）余氯（总余氯：次氯酸、一氯胺、二氯胺；游离性余氯；化合性余氯），邻联甲苯胺比色法：在 pH 值小于 1.8 的酸性溶液中，余氯与邻联甲苯胺反应生成黄色的醌式化合物，用目视比色法进行比色定量。也可用重铬酸钾—铬酸钾配制的永久性标准溶液进行目视比色。水样与邻联甲苯胺接触后，如立即进行比色所得结果为游离氯，如放置 10 min 后再进行比色，所得结果为总余氯。淀粉碘化钾法：水样→乙酸缓冲溶液→加 KI→$Na_2S_2O_7$ 滴定到淡黄色→淀粉指示剂（蓝色）→滴定至消失。余氯测试纸：注意测量范围。

（13）细菌：1 mL 水样在营养琼脂培养基中于 36 ℃ ±1 ℃经 24 h 培养后所生长的细菌菌落总数。大肠杆菌：多管发酵法。大肠杆菌指一群需氧及兼性厌氧的，在 36 ℃ ±1 ℃生长时能使乳酸发酵，在 24 h 内产酸产气的革兰氏阴性无芽孢杆菌。根据在培养基上产生菌落的情况确定其含量。

（14）耗氧量（COD_{Mn}）：水样→（酸性条件 1∶3 硫酸）　→过量 $KMnO_4$→（水浴 70 ~ 85 ℃10 min/红色）→趁热加过量 $Na_2C_2O_4$（无色）→$KMnO_4$ 回滴剩余 $Na_2C_2O_4$（0.5 ~ 1 min 不褪色）。

其他指标的检测方法可参考《生活饮用水标准检验方法》（GB 5750—2006）。

3.3.3　水厂水质检测设备与仪器

依据《村镇供水单位资质标准》，Ⅰ、Ⅱ、Ⅲ类（1 000 t/d以上）供水单位应建立水质化验室，配备检验人员、仪器设备；Ⅳ类供水单位应逐步具备检验能力；Ⅴ类（200 t/d以下）供水单位应有人负责水质检验工作。

现以供水规模为1 000 t/d以上的实验检测中心（综合性）为例，说明农村水厂水质检测设备与仪器。

3.3.3.1　设备与仪器投资概算

仪器概算金额为35万元，试剂及玻璃器皿5万元，实验室桌台10万元，总概算为50万元。

3.3.3.2　检测项目、检测方法及相对应的仪器设备

检测项目、检测方法及相对应的仪器设备见表3-7。

表3-7　检测项目、检测方法及相对应的仪器设备

指标	限值	方法	仪器
1. 微生物指标			
总大肠菌群（MPN/100 mL或CFU/100 mL）	不得检出	多管发酵法	培养箱36 ℃±1 ℃、冰箱0~4 ℃、天平、显微镜、平皿（直径9 cm）、试管、分度吸管（1 mL、10 mL）、锥形瓶、小倒管、载玻片
耐热大肠菌群（MPN/100 mL或CFU/100 mL）	不得检出	多管发酵法	恒温水浴44.5 ℃±0.5 ℃、培养箱36 ℃±1 ℃、冰箱0~4 ℃、天平、显微镜、平皿（直径9 cm）、试管、分度吸管（1 mL、10 mL）、锥形瓶、小倒管、载玻片
大肠埃希氏菌（MPN/100 mL或CFU/100 mL）	不得检出	多管发酵法	紫外光灯（6 W，波长366 nm）、培养箱36 ℃±1 ℃、天平、平皿（直径9 cm）、试管、分度吸管（1 mL、10 mL）、锥形瓶、小倒管、金属接种环、冰箱0~4 ℃

指标	限值	方法	仪器
菌落总数（CFU/mL）	100	平皿计数法	高压蒸汽灭菌器、干热灭菌箱、培养箱 36 ℃ ±1 ℃、电炉、天平、冰箱、放大镜、pH 计、灭菌试管、平皿（直径 9 cm）、刻度吸管、采样瓶

2. 毒理指标

指标	限值	方法	仪器
砷（mg/L）	0.01	1. 火焰原子吸收－氢化物发生器法	1. 火焰原子吸收－氢化物发生器
镉（mg/L）	0.005	原子吸收石墨炉法	石墨炉原子吸收分光光度计
铬（六价，mg/L）	0.05		可见分光光度计、具塞比色管 50 mL
铅（mg/L）	0.01	原子吸收石墨法	石墨炉原子吸收分光光度计
汞（mg/L）	0.001	火焰原子吸收－氢化物发生器法	原子吸收分光光度计
硒（mg/L）	0.01	火焰原子吸收－氢化物发生器法	火焰原子吸收－氢化物发生器（具塞比色管）
氰化物（mg/L）	0.05	分光光度法	
氟化物（mg/L）	1.0	氟试剂分光光度法	分光光度计、全玻璃蒸馏器（1 000 mL）、具塞比色管 50 mL

指标	限值	方法	仪器
硝酸盐（以 N 计，mg/L）	10 地下水源限制时为 20	紫外分光光度法	
甲醛（使用臭氧时，mg/L）	0.9	分光光度计法	分光光度计
亚氯酸盐（使用二氧化氯消毒时，mg/L）	0.7	碘量法	
氯酸盐（使用复合二氧化氯消毒时，mg/L）	0.7	碘量法	
3. 感官性状和一般化学指标			
色度（铂钴色度单位）	15	铂－钴标准比色法	色度仪
浑浊度（NTU－散射浊度单位）	1 水源与净水技术条件限制时为 3	散射法－福尔马阱标准	散射式浑浊度仪
臭和味	无异臭、异味	嗅气和尝味法	锥形瓶 250 mL
肉眼可见物	无	直接观察法	
pH（pH 单位）	不小于 6.5 且不大于 8.5	玻璃电极法	精密酸度计（范围 0 ~ 14 pH，精度 ≤0.02 pH）、pH 玻璃电极、饱和甘汞电极、温度计（0 ~ 50 ℃）、塑料烧杯（50 mL）

指标	限值	方法	仪器
铝(mg/L)	0.2	石墨炉原子吸收光谱法	石墨炉原子吸收分光光度计、聚乙烯瓶 100 mL
铁(mg/L)	0.3	火焰原子吸收光谱法	火焰原子吸收、聚乙烯瓶 100 mL
锰(mg/L)	0.1	火焰原子吸收光谱法	火焰原子吸收、微量进样器 20 μL、聚乙烯瓶 100 mL
铜(mg/L)	1.0	火焰原子吸收光谱法	火焰原子吸收、电热板、抽气瓶、玻璃砂芯滤器
锌(mg/L)	1.0	火焰原子吸收光谱法	火焰原子吸收
氯化物(mg/L)	250	硝酸银容量法	锥形瓶 250 mL、滴定管 25 mL 棕色、无分度吸管 50 mL 和 25 mL
硫酸盐(mg/L)	250	硫酸钡比浊法	电磁搅拌器、分光光度计
溶解性总固体(mg/L)	1 000	称量法	分析天平(感量 0.1 mg)、水浴锅、电恒温干燥箱、磁蒸发皿(100 mL)、干燥器(用硅胶作干燥剂)、中速定量虑纸或滤膜(孔径 0.45 μm)及相应滤器

指标	限值	方法	仪器
总硬度（以 CaCO₃ 计，mg/L）	450	乙二胺四乙酸二钠滴定法	锥形瓶（150 mL）、滴定管（10 mL 或 25 mL）
耗氧量（COD$_{Mn}$ 法，以 O₂ 计，mg/L）	3 水源限制，原水耗氧量 >6 mg/L 时为 5	酸性高锰酸钾滴定法	电热恒温水浴锅（可调至 100 ℃）、锥形瓶（100 mL）、滴定管
挥发酚类（以苯酚计，mg/L）	0.002	4 - 氨基安替比林三氯甲烷萃取光度法	分光光度计、全玻璃蒸馏器 500 mL、分液漏斗 500 mL、具塞比色管 10 mL、容量瓶 250 mL
阴离子合成洗涤剂（mg/L）	0.3	亚甲蓝分光光度法	分光光度计、分液漏斗 250 mL、比色管 25 mL

3.3.3.3 检测仪器配置

检测仪器配置见表 3-8。

表 3-8 检测仪器配置

仪器名称	数量	单位
原子吸收分光光度计（包含火焰、石墨炉、氢化物发生器、电脑、打印机、气源、稳压器）	1	套
紫外可见分光光度计	1	台
超纯水器（实验室用水）	1	台
培养箱 36 ℃ ±1 ℃	1	台
色度仪	1	台
天平（万分之一）	1	台

仪器名称	数量	单位
显微镜	1	台
万用电炉(六联)	2	台
电热恒温干燥箱	1	台
电热恒温水浴锅(可调至 100 ℃)	1	台
精密酸度计(范围 0 ~ 14 pH,精度≤0.02 pH)	1	支
离心机	1	台
磁力搅拌器	1	台
散射式浑浊度仪	1	台
超净工作台(代替无菌室)	1	台
冰箱	1	台
空调	2	台

3.3.3.4 玻璃器皿配置

玻璃器皿配置见表 3-9。

表 3-9 玻璃器皿配置

名称	规格型号	数量
平皿	直径 9 cm	5 个
三角烧瓶	250 mL	15 个
平底烧杯	250、500 mL	各 5 个
分度吸管	1 mL	5 根
分度吸管	10 mL	5 根
容量瓶(1621)具玻塞 A 级	50 mL	10 个
容量瓶(1621)	100 mL	20 个

名称	规格型号	数量
容量瓶(1621)	250 mL	10 个
容量瓶(1621)	500 mL	5 个
容量瓶(1621)	1 000 mL	5 个
棕色小口试剂瓶	500、1 000 mL	各 5 个
纱布	8 m	2 包
定性滤纸	12.5 快	1 盒
载玻片	1.0 ~ 1.2 mm	10 盒
培养器	ϕ90	10 个
培养器	ϕ120	10 个
培养皿	90 mm	30 个
培养皿	75 mm	30 个
盖玻片	20 × 20	10 盒
擦镜纸	100 S	10 本
有机玻璃比色管架	100 mL × 12 孔	1 个
有机玻璃比色管架	25 mL × 12 孔	2 个
有机玻璃比色管架	50 mL × 12 孔	2 个
有机玻璃比色管架	10 mL × 12 孔	2 个
广泛试纸	1 ~ 14	250 本
玻面滴定台 + 试管夹		2 套
消毒棉		5 份
抽滤装置	1 000 mL	6
紫外荧光灯		4 个
烧杯	20、50、100、250、500、1 000 mL	各 20 个

名称	规格型号	数量
锥形瓶	50、100、250、500 mL	各 10 个
具塞比色管	10、25、50、100 mL	各 10 个
塑料洗瓶	500 mL	5 个
塑料烧杯	50 mL	5 个
氟电极	PF－1	1
微量进样器	20 μL	10 支
聚乙烯瓶	100、500 mL	各 5 个
饱和甘汞电极	232	1
温度计	0～50 ℃	1 支
成套高型无色具塞比色管	25、50 mL	各 1 套
量筒	25、50、100、250、500 mL	各 5 个
量杯	25、50、100、250、500 mL	各 5 个
滴定管	10、25、50 mL	各 5 个
移液管	1、2、5、10 mL（A 级）	各 10 支
棕色滴定管	25 mL	5 支
无分度吸管	25、50 mL	各 5 支
磁蒸发皿	100、250 mL	各 5 个
干燥器（用硅胶作干燥剂）	中号	2 个
漏斗架		个
胖肚吸管	1、2、5、10、25、50、100 mL（A 级）	各 10 个
试剂瓶（广口）	30、60、125、250、500 mL	各 10 个
试剂瓶（细口）	30、60、125、250、500 mL	各 10 个
放大镜		1 个

続表 3-9

名称	规格型号	数量
分液漏斗	250、500、1 000 mL	各 5 个
无色滴瓶	30、60、125 mL	各 10 个
试管	10、25 mL	各 50 支
表面皿	80 mm	10 个
下口放水瓶	5 000 mm	2 个
牛角勺		20 个
玻璃棒		20 个
乳胶管	6×9	30 m
玻璃珠	2~3 mm	2 包
毛刷	大、中、小	各 5 包
温湿计		1 支
pH 试纸		10
滤纸		10
标签纸		10
石棉网		10
凡士林		10
滤膜 0.45UM		10
衣服		4 套
口罩		4 个
石棉手套		4 双
酒精灯		5 个
镊子		5 个
剪刀		5 把

名称	规格型号	数量
洗耳球		4
塑料椅		5
保鲜膜		4
保鲜袋		4
手提篮子		4
时钟		1

3.3.3.5 检测试剂配置

检测试剂配置见表3-10。

表3-10 检测试剂配置

名称	规格型号	数量
硫酸	500 mL	4 瓶
盐酸	500 mL	4 瓶
草酸钠		4 瓶
总大肠快速测定纸		2 包
细菌总数快速测定纸		2 包
色度快速测定纸		2 包
浑浊度快速测定纸		2 包
硝酸盐氮快速测定纸		2 包
硫酸盐快速测定纸		2 包
耗氧量快速测定纸		2 包
氯化钠	AR500 g	5 瓶
硝酸	AR500 mL	5 瓶
甘油	AR500 g	5 瓶

名称	规格型号	数量
乙醇	AR500 mL	5 瓶
过氧化氢	AR500 mL	5 瓶
氢氧化钠	AR500 g	5 瓶
铬酸钾	AR500 mL	5 瓶
酚酞指示剂	AR500 mL	5 瓶
乙二胺四乙酸二钠	AR250 g	5 瓶
铬黑 T	AR25 g	5 瓶
盐酸羟胺	GR25 g	5 瓶
硫化钠	AR500 g	5 瓶
营养琼脂	BR250 g	5 瓶
硫酸肼	AR599 g	5 瓶
聚乙烯醇	1750 + 50LR250 g	2 瓶
硼氢化钾	98％100 g	2 瓶
抗坏血酸	AR25 g	5 瓶
碘化钾	AR500 g	2 瓶
锰标准溶液	50 mL	2 瓶
铁标准溶液	50 mL	2 瓶
硫酸盐	500 g	2 瓶
氯化钡	AR500 g	2 瓶
硝酸镁	AR500 g	2 瓶
氟化物	500 g	2 瓶
铂－钴	500 g	2 瓶
苯二甲酸氢钾	AR500 g	2 瓶
砷标准溶液	50 mL	2 瓶

名称	规格型号	数量
硝酸银	AR100 g	2 瓶
高锰酸钾	AR500 g	2 瓶
柠檬酸钠	AR500 g	2 瓶
无水氯化钙	AR500 g	2 瓶
氨水(危险品)	GR500 mL	2 瓶
硫酸银	AR100 g	2 瓶
伊红美兰琼脂培养基(EMB)	BR250 g	1 瓶
结晶紫	AR25 g	2 瓶
氨基磺酸铵	AR100 g	2 瓶
硫酸镁	AR500 g	2 瓶
氯化铵	AR500 g	2 瓶
革兰氏染色液	1×4	2 瓶
无水乙醇(危险品)	AR500 mL	2 瓶
氢氧化铝	AR500 g	2 瓶
百里香酚兰	AR25 g	2 瓶
无水碳酸钠	AR500 g	2 瓶
冰乙酸	AR500 mL	2 瓶
36% 乙酸	AR500 mL	2 瓶
铬酸钡	AR500 g	2 瓶
番红花红 T	AR50 g	1 瓶
草酸铵	AR500 g	2 瓶
硝酸盐氮	AR500 g	1 瓶
无水硫酸钠	AR500 g	2 瓶

第4章 农村饮水安全工程规划设计

4.1 饮水安全工程建设

4.1.1 规划与立项

4.1.1.1 编制建设规划

各县(市、区)以本地《农村饮水现状调查评估报告》及相关水利规划报告为依据,科学编制本地区的农村饮水安全工程建设规划,由地级市发展改革部门会同水利、财政和卫生部门批复后报省发展改革委、省水利厅、省财政厅和省卫生厅备案,作为年度计划安排的重要依据。规划主要内容有本地区农村饮水安全现状、解决农村饮水安全问题的必要性与可行性、目标任务和工程布局、工程设计、施工组织设计、工程管理、投资估算与资金筹措以及经济和环境影响评价等,其中县级农村饮水安全工程规划必须明确解决范围内农村饮水安全问题的人数和类型,具体到村到户。

编制农村饮水安全工程建设规划的基本原则如下:

(1)统筹规划,突出重点。从实际出发,全面安排,突出重点,分步实施;在农村供水工程建设中,要与新农村和小城镇建设规划相衔接,近期与远期相结合,统筹考虑饲养畜禽和二、三产业用水需求。重点解决农村居民饮用高氟水、高砷水、苦咸水、污染水及微生物病害等严重影响身体健康的水质问题,以及局部地区的严重缺水问题;优先安排解决人口较少民族、水库移民、血吸虫疫区、涉水重病区村、农村学校和农场的饮水安全问题。

(2)防治结合,综合治理。解决农村饮水安全问题,首先要保护好饮用水源,划定水源保护区,加强水源地防护,防止供水水源受到污染和人为破坏;特别要防止采矿、工业等引起的水源污染和破坏,按照"谁污染、谁破坏、谁付费"的政策,做好源头治理;同时引导农民科学施用化肥、农药,减少面源污染,加强农村污废水、垃圾、粪便处理,做好农村环境卫生综合整治。在农村供水工程建设管理中,应根据水源水质等情况,采取相应的水质净化措施;同时加强水质检验,建立水质监测体系,保障供水安全。

(3)因地制宜,注重实效。应充分考虑区域水资源条件,采取资源节约型建设方式,做好水资源配置,处理好生活用水与生产用水的关系,优先保证生活用水需求,干旱缺水地区要重点提高水源保证率;要根据当地的自然、经济、社会、水资源等条件以及村镇发展需要,做好区域供水工程规划,加强工程可靠性和可持续性论证,水质、水量并重,合理选择水源、工程型式、供水规模和水质净化措施。有条件的地方,提倡发展适度规模的联片集中式供水、供水到户,或依托已有的自来水厂,通过延伸其供水管网发展自来水;制水成本较高的地区,提倡饮用水和其他生活用水分质供水;山丘区居住分散的农户,可采取分散式供水。

4.1.1.2 项目申报和审批

(1)编制可研和初步设计报告。各县(市、区)卫生部门根据本地实际情况,提出年度急需解决的地氟病、地砷病和血吸虫病疫区饮水安全问题。各县(市、区)水利(水务)局根据本地的农村饮水安全工程建设规划和实际情况,组织项目法人委托具有相应资质的单位编制项目可行性研究报告和初步设计报告。部分规模较小(日供水500 t及以下)的小型集中供水及分散供水工程,可以直接编制初步设计报告。

(2)分级审批。农村饮水安全工程项目实行分级审批。日供水5万 t及以上和需要省人民政府协调的跨市水资源配置调整项目,按基建程序报省水利厅审查后,由省发展改革委审批;日供水5万 t以下的农村饮水安全工程可行性研究报告由地级市水利部门提出审查意见,报同级发展改革部门审批;日供水1 000 t以下的农村饮水安全工程可行性研究报告由县级水利部门提出技术审查意见后,报同级发展改革部门审批。项目初步设计由市、县(市、区)发展改革部门委托同级水利部门批复;直接编制初步设计的项目由水利部门提出审查意见后,报同级发展改革部门审批。有关批复文件均要按规定报上一级发展改革、水利部门和卫生部门备案。

(3)进行卫生学评价。农村饮水安全工程须进行卫生学评价,日供水3 000 t及以上的农村集中式供水工程卫生学评价由省级卫生行政部门组织开展;其他农村小型集中供水工程及分散式供水工程,建设前的水源及建成后验收性水质检测由县级或市级卫生行政部门开展,涉及防病改水工程的,要对项目落实到病区情况进行评价。

(4)计划上报程序。农村饮水安全项目下一年度投资建议计划由各县发展改革、水利部门会同财政和卫生部门联合上报地级市发展改革、水利部门,并抄送市财政部门、卫生部门。地级市发展改革部门、水利部门会同同级财政部门、卫生部门审核后,联合上报省发展改革委、省水利厅并抄送省财政厅、省卫生厅。省水利厅根据各市上报建议计划情况,编制下一年度投资建议计划并报送省发展改革委审核后,由省发展改革委联合省水利厅上报国家发展改革委和水利部。各市报送的文件材料包括:①农村饮水安全年度项目建议计划;②所列项目可行性研究报告或初步设计报告的审批文件;③地方自筹资金的承诺文件;④上一年度项目建设情况总结,主要内容包括工程进度、效益、地方自筹资金到位和中央、省级补助资金的使用情况。

(5)立项。省发展改革委、水利厅根据国家下达的农村饮水安全项目建设投资计划,分解下达中央投资计划,并根据省政府批复的省级水利基建投资计划方案,省财政厅下达农村饮水安全项目省级建设投资计划。

4.1.2 资金筹措

根据2004年国务院《关于投资体制改革的决定》中"政府投资

主要用于关系国家安全和市场不能有效配置资源的经济和社会领域,包括加强公益性和公共基础设施建设"精神,农村饮水安全工程有较强的公益性,是农村基础设施的重要组成部分。其投资由中央、地方和受益农户共同负担。省、市、县各级人民政府要足额落实地方建设投资,其中省级安排的投资不低于30%。同时各级地方政府安排相应资金用于农村饮水安全项目的技术审查、专题研究、技术推广、人员培训、检查评估等项目管理工作,以及水源保护和水质检测、监测工作。

农村饮用水安全建设最大困难是资金短缺,各级政府要创新农村饮水安全工程投入机制,在增加中央和地方财政性资金投入的同时,鼓励和引导多种形式的直接和间接融资,并按照"一事一议"的原则积极组织受益群众筹资投劳。加快建立以政府投资为导向、农民投入为基础、其他各方积极参与的多元化投融资格局,多方筹措资金。

4.1.3　工程实施

4.1.3.1　工程建设标准

新建的农村饮水安全工程,应达到以下要求:

(1)供水水质,达到《生活饮用水卫生标准》(GB 5749—2006)的要求。

(2)供水量,按照《村镇供水工程技术规范》(SL 310—2004)确定,满足不同地区、不同用水条件的要求。以居民生活用水为主,统筹考虑饲养畜禽和二、三产业等用水。

(3)用水方便程度,达到《农村饮水安全卫生评价指标体系》中的人力取水时间要求。集中式供水工程,有条件的地方,供水到户,暂无条件做到供水到户时,分步实施。

(4)水源保证率,一般不低于95%,严重缺水地区不低于90%。

4.1.3.2　工程建设内容

1）水源保护

（1）技术措施。

为保障饮水质量,应按照《饮用水水源保护区污染防治管理规定》等相关法规的要求,对已有工程和规划工程的饮水水源进行保护。根据水源类型划定保护区,保护区内严禁存在可能影响水源安全的污染源和任何活动。

地下水水源保护范围应根据水文地质、开采方式、污染源分布等条件确定,且单井保护半径不小于 50～100 m;地表水源保护范围为取水点上游 1 000 m 至下游 100 m 的水域及其沿岸,并严格控制上游污染物排放量等。

水源保护区应征得相关部门的认可,环保、水利等相关部门应积极参与,相互配合,治理水源保护区内的污染源。对建保护区造成农民的经济损失,要采取相应的补偿措施。

（2）建设内容。

①划定保护区,立标志牌。

②清除保护区内的点污染源,如垃圾、厕所、码头、水上养殖、排污口等。

③在水源保护区内,发展有机农业或种植水源保护林,避免农药、化肥等面源污染,减少水土流失,涵养水源。

④开采地下水时,要封闭不良含水层;以地表水为水源时,要有防洪、防冰凌的措施,同时不影响原有工程安全。

（3）建设标准。

水源水质得到改善,并达到生活饮用水水源水质标准要求。地下水源水质符合《地下水质量标准》(GB/T 14848—93)的要求,地表水源水质符合《地表水环境质量标准》(GB 3838—2002)的要求。

2）供水工程建设

农村供水工程建设内容主要包括水源、水处理设施、输配水管网及水质检测等,各部分建设要符合《村镇供水工程技术规范》的要求。

为保证农村供水质量和供水工程的长期良性运行,首先应根据当地的社会经济状况、村镇总体发展规划、供水现状、用水需求、水资源条件和自然条件等,按照突出重点、近远结合、点面结合、建管并重等原则,以解决饮水安全问题为主,统筹考虑改善其他落后的供水条件、整体提高区域供水总体水平,通过技术经济比较,编制区域供水工程建设规划,单项工程建设要服从区域供水工程建设规划。

a. 水源选择与配置

水源选择要进行深入细致的勘察与论证,使供水系统投资省、技术可行、运行管理方便、制水成本较低、供水安全可靠。当有两个以上水源可供选择时,要对水质、水量、工程投资、运行成本、施工、管理和卫生防护条件等进行方案比较,择优确定。

第一,要进行水源水质化验,选择水质良好、净化难度低、便于卫生防护、符合生活饮用水水源水质标准要求的水源。第二,要选择水量充沛的水源,不仅满足目前需要,还要考虑未来发展需要;不仅在丰水期,在枯水期也能满足水量要求,尤其在缺水地区,要重点提高水源保证率。第三,优先选择能自流引水的水源;需要提水时,选择扬程和运行成本较低的水源。第四,要符合国家和地方关于水资源开发利用的规定。

做好区域水资源优化配置,优质水源优先用于生活饮用。如果当地没有合适水源,可在更大区域范围内,结合建设集中连片、适度规模的供水工程选择水源。规划农村供水工程的水源时,要充分利用当地现有的引水、蓄水等水利工程。有条件且必要时,也可结合防汛、抗旱等需要规划建设中小型水库作为农村供水水源。

b. 工程选型

根据水源、用水需求、地形、居民点分布等条件,通过技术经济比较,因地制宜、合理确定工程类型。集中式供水工程具有供水可靠、便于专业化管理的特点,规划提倡建设联片集中式供水工程,包括管网延伸、适度规模集中供水和分质供水等,有条件时,供水到户。

山丘区,充分利用地形条件和落差,兴建自压供水工程;平原区,采用节能的变频供水技术和设备,兴建无塔供水工程。

(1)集中式供水。距城镇等现有供水管网较近的农村,利用已有自来水厂的富余供水能力,或扩容改建已有水厂,延伸供水管网,发展自来水;人口稠密,水源水量充沛,地形、管理、制水成本等条件适宜时,结合当地村镇发展规划,统筹考虑区域供水整体发展,合理确定供水范围,兴建适度规模的跨村镇联片集中供水工程。水源水量较少,居民点分散时,可兴建单村集中供水工程;在高氟水、高砷水、苦咸水等难以找到良好水源的地区,采取特殊水处理措施,制水成本较高时,兴建集中供水站,分质供水。处理后的优质水用于居民饮用和做饭,利用原有供水设施(如手压井、水窖)提供洗涤、饲养牲畜等其他生活杂用水。

在确定农村供水工程的供水规模时,要充分考虑农民的用水水平和习惯,避免供水能力过剩,造成浪费。

(2)分散式供水。山丘区居住分散的农户,兴建单户或联户的分散式供水工程。有浅层地下水的地区,采用浅井供水工程;有山溪(泉)水的地区,建设引溪(泉)水设施;水资源缺乏或开发利用困难的地区,建设雨水集蓄饮水工程。

c.材料设备选择

农村供水工程所需的材料设备,根据工程具体情况通过技术经济比较合理确定,要性能可靠,符合相关的国家标准和卫生安全要求,优先采用耐腐蚀、耐老化、节能、节水、环保的产品。

3)水质检测

农村饮用水水质检测体系建设纳入国家正在实施的农村公共卫生体系建设范围内进行。集中供水工程按《生活饮用水卫生标准》、《村镇供水工程技术规范》和《村镇供水单位资质标准》的要求,对水源水、出厂水和管网末梢水进行检验。规模较大的供水工程,设化验室,配备相应的水质检测设备;规模较小的供水工程,配备自动检测设备或简易检验设备,也可委托具有生活饮用水化验资质的单位进行检测。

4.1.3.3　工程监管

为保证工程质量,达到项目建设目标,应按下列要求对整个工程建设进行监督管理。

(1)各市、县(市、区)须建立行政首长负责制,市、县(市、区)各级目标责任单位都要同目标管理单位签订目标责任书,明确双方的任务与责任,实行分级负责管理,将任务和责任层层分解,明确责任部门和责任人。每宗工程须明确工程行政责任人、技术责任人及项目受益范围村民代表。

(2)按照基建程序管理的项目,应实行项目法人制,按有关规定组建项目法人,并任命法人代表。凡依法必须进行招标的项目,按照《中华人民共和国招标投标法》并结合地方有关规定执行。

对设计、施工、监理队伍和人员,要严格资质审查。项目建设单位要严把工程质量关,建立健全质量管理和监督机制,推行村民代表监督,实行质量终身负责制。

项目建设单位要与施工单位签订承包合同,明确规定项目的投资额度、工程规模、技术标准、完成的数量、质量和工期等。不得改变工程规模降低工程标准,要按期完成工程建设,不得留资金缺口。

(3)在省下达项目建设投资计划以后,原则上不得调整项目建设方案。对于确需调整的项目,应报原审批部门审批,并报省发展改革委和省水利厅备案。备案过程中发现不符合有关规定的,省发展改革委和省水利厅将责令整改。

(4)实行工程质量行政领导责任制、参建单位工程质量领导人责任制以及工程质量检查监督管理办法等。工程建设管理要接受群众、新闻媒体和社会各界的广泛监督。省水利厅、省发展改革委、省财政厅、省卫生厅负责根据有关规定对全省农村饮水工程项目进行监督和检查。

(5)各市、县(市、区)财政和监察等部门要对农村饮水资金使用情况进行经常性检查,对资金不及时到位、配套资金不落实、投资超范围的要及时制止和纠正,对严重违反财经纪律的要追究单位负责人行政责任。

各级财政部门对违反规定,弄虚作假,骗取、挤占、滞留、挪用项目资金或项目未按规定实施的,除将已拨付资金全额收缴国库外,要立即停止对建设单位所在地区的资金拨付,并进行全面核查,直至纠正。同时,按照有关规定进行处理并依法追究相关责任。

4.2 饮水工程典型工艺

饮用水中必须不含有对人体有害有毒的化学物质和微生物,也不能含有悬浮颗粒、颜色和异味,也不能有腐蚀供水系统的物质存在。给水处理就是要去除上述各种存在于饮用水源中的各种化学物质和致病微生物。作为最理想的饮用水源是不经处理直接饮用或者稍加处理就能达到饮用水标准的水源水。但是现在许多水源,特别是地表水源必须经过处理才能作为生活用水。

目前,在用的常规水处理工艺主要是:原水→混凝→沉淀→过滤→消毒→用户。如果水质浑浊,须在混凝之前加预沉池,具体工艺应该根据水质水量来确定。特别是农村饮水安全工程的水处理工艺应该具体问题具体分析,各地的水源污染程度不一样,且污染源也不尽相同。

4.2.1 地表水典型工艺

4.2.1.1 常规处理工艺

凡符合《地表水环境质量标准》中Ⅱ~Ⅲ类的水源,如受到轻微污染的水库、江河、湖泊、水塘水,可采用如图 4-1 所示的常规处理工艺。

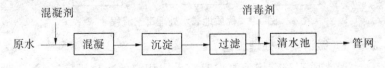

图 4-1 地表水常规处理工艺流程

4.2.1.2　低浊水处理工艺

原水浊度长期不超过 20 度、瞬间不超过 60 度时,宜采用慢滤加消毒或微絮凝加消毒的净水工艺,如图 4-2 所示。

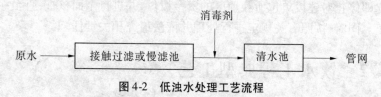

图 4-2　低浊水处理工艺流程

4.2.1.3　高浊水处理工艺

原水含沙量变化较大或浊度经常超过 500 NTU 时,可在常规净水工艺前加设预沉池,工艺如图 4-3 所示。

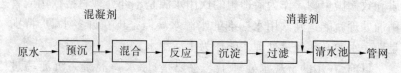

图 4-3　高浊水处理工艺流程

4.2.1.4　优质水处理工艺

对于水质良好、水量充沛的地区,水处理工艺相对简单和紧凑,通常此类地区处于山区或欠发达的城区近郊,水源基本为植被好无污染的水库水、山涧水等优良水质水,水经过简单处理后就可直接送入用户,工艺流程如图 4-4 所示。

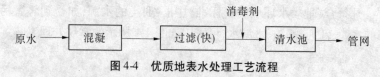

图 4-4　优质地表水处理工艺流程

4.2.1.5　微污染水处理工艺

水源水质不符合相关要求时应采取相应的净化措施,微污染地表水可采用强化常规净水工艺,或增加预处理或采取滤后深度处理,工艺流程如图 4-5 所示。

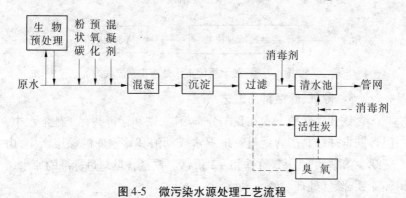

图 4-5　微污染水源处理工艺流程

4.2.2　地下水典型工艺

4.2.2.1　优质地下水处理工艺

地下水受到污染的概率较小,一般情况下水质比地表水优,对于地表水缺乏或者地表水处于Ⅲ类水质以下的地区,地下水成为供水工程的首选水源,此类供水工程水处理工艺最简单,甚至只需消毒就可以向用户供水,工艺流程如图 4-6 所示。

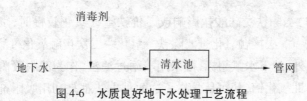

图 4-6　水质良好地下水处理工艺流程

4.2.2.2　一般水质地下水处理工艺

一般情况下,地下水浊度较低,除浊度和细菌总数稍微超标外,不含其他超标物,为保证出水水质和较低成本,可采用过滤加消毒工艺,工艺流程如图 4-7 所示。

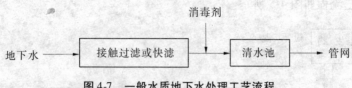

图 4-7　一般水质地下水处理工艺流程

4.2.2.3　除铁、除锰常用工艺

含铁和含锰地下水在我国分布很广,铁和锰可共存于地下水中,但含铁量往往高于含锰量。地下水或湖泊和蓄水库的深层水中,由于缺少溶解氧,为 +2 价铁和 +2 价锰。铁锰含量超过标准的原水须经除铁、除锰处理。

地下水铁、锰含量均超标时,应根据以下条件确定除铁、除锰工艺:

(1)当原水含铁量低于 $2.0 \sim 5.0$ mg/L(北方采用 2.0、南方采用 5.0)、含锰量低于 1.5 mg/L 时,可采用原水曝气→单级过滤除铁、除锰。

(2)当原水含铁量或含锰量超过上述数值且二价铁易被空气氧化时,可采用原水曝气→氧化→一次过滤除铁→二次接触氧化过滤除锰。

(3)当除铁受硅酸盐影响或二价铁空气氧化较慢时,可采用原水曝气→一次接触氧化过滤除铁→氧化→二次接触氧化过滤除锰。

另外,地下水氟超标,可采用吸附过滤法,作为滤料吸附药剂主要是活性氧化铝,其次是骨炭。这两种方法都是利用吸附剂的吸附和离子交换作用,是除氟的比较经济有效方法。其他还有混凝、电渗析等除氟方法,但应用较少。苦咸水淡化可采用电渗析或反渗透等膜处理技术。

4.2.3　供水管网

管网是给水系统的重要组成部分,管网的合理设计是安全供水的关键环节。在整个给水系统中,包括输水管渠在内的管网占工程总投资的比例能达到70%~80%。因此,必须合理选择管网的形式和布置方案。首先村镇供水系统的管网布置必须根据该地区的地形图以及用水居民的分布图,合理选择供水路线,充分利用该地区的地形优势考虑重力供水的可能性;其次,要保障供水管网的供水安全可靠,特别是最不利用水点的供水水量和水压能否满足供水要求;再次,力求以最短的管线完成供水区域内的供水要求,以降低管网造价和供水能量费用。

总的来说,管网的布置形式可以分为树状网和环状网,树状网一般适合于中小城镇和小型工矿企业,也适合供水系统刚建立、用户较分散的乡村,这类管网从水厂到用户的管线布置成树枝状。相对于环状网来说,树状网的造价低,水力计算简单,但是供水可靠性较差,管网中任意一处损坏时都会影响从该处以下的所有管线。在树状网的末端部分,由于用水量很小,管中水流缓慢,甚至停滞不前,容易引发水质变坏,出现浑水和红水。与树状网相对的另外一种布置形式是环状管网,这种布置形式中管线连接成环状,这类管网当中某处管线损坏时,可以关闭该处附近的阀门进行检修,水可以从其他管线供给用户,使得受影响的用户数量降到最低,从而保证供水的可靠性,但是环状网的造价明显比树状网要高、设计较为复杂。

给水系统一方面要求安全供水,另一方面由于资金的限制需要贯彻节约的原则,为安全供水需要采用环状网,而从节约资金考虑树状网比较合适。这样在供水可靠性和节约原则上就出现了矛盾。综合考虑上述两因素,建议村镇供水系统建设初期,由于资金有限,可以考虑环状网和树状网相结合的方式建立供水管网,即供水主干管建成环状网,供水支管建成树状网,具体视实际情况而定。其次在高差比较大的山区,居住地分散,可以考虑分区供水。即根据地势起伏,高差将用水居民分成两个高低两区,同一泵站内的高压和低压水泵分别向这两区供水,这样能增加供水的可靠性,同时节约供水成本,只是供水系统的造价会升高。

第5章 农村饮水安全工程的施工与验收

5.1 施工组织与管理

5.1.1 施工管理组织机构

进场施工前,本着"优化、精干、高效"的原则,组建项目部,以项目经理为首,负责该工程的施工任务,组织施工生产诸要素,对工程项目的质量、安全、工期、成本等综合效益进行高效、有计划的组织协调和管理。项目部的组织机构设置见图5-1。

5.1.2 施工准备

5.1.2.1 施工准备工作计划

施工准备工作是整个施工生产的前提,根据工程内容和实际情况,公司以及项目部应共同制定施工的准备计划,为工程顺利进展打下良好的基础。饮水安全工程主要的准备工作见表5-1。

以上各项准备工作可分为技术准备、物质条件生产准备、施工组织准备、现场施工准备、场外组织与管理准备等。

5.1.2.2 技术准备

根据工程特点,对施工前的准备工作必须细致、认真进行,否则会造成人力、物力的浪费。施工准备可以根据不同的施工阶段划分。

(1)调查工作,收集工程所在地的气象、水文地质资料。若工程工期要经过雨季、高温天气施工,则应有相应季节性施工措施。若地下水位高,则工程基础施工时必须采取适当的排水措施。

(2)组织各专业人员熟悉图纸,对图纸进行自审,熟悉和掌握施

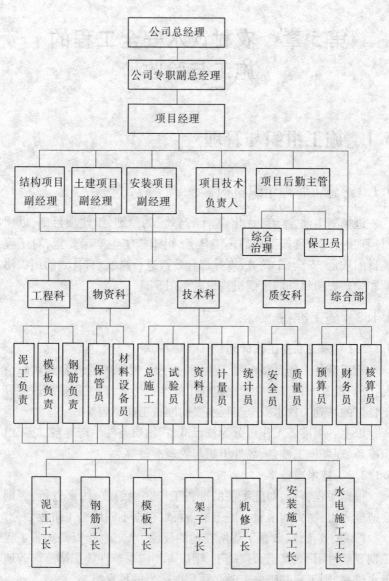

图 5-1　项目部的组织机构网络

表 5-1 主要施工准备工作一览表

序号	项目	内容	承办及审定单位
1	施工组织设计编制	确定施工方案和质量技术安全等措施,并报审	项目部、公司、监理、甲方
2	建立施工组织机构	成立项目部,确定各班组及组成人员	公司总部
3	现场定位放线	点线复核,建立平面布置和建筑物的定位与控制细部	项目部
4	现场平面布置	按总平面图布置水、电及临时设施	项目部
5	主要机具进场	机械设备进场就位	公司、项目部
6	主要材料进场	部分急用材料进场	项目部
7	劳动力进场与教育	组织劳动力陆续进场,进行三级安全技术教育	项目部
8	施工方案编制交底	编写详细的施工方案,并向有关人员的班组仔细交底	公司、项目部
9	编写施工预算	计算工程量,人工、材料限额量、机械台班	公司、项目部
10	材料计划	原材料和各种半成品需要计划	项目部
11	图纸会审	全部施工图	甲方、监理、设计、公司、项目部
12	砂浆、混凝土配比	各种标号的砂浆,混凝土配合比设计	实验室
13	进度计划交底	明确总进度安排及各部门的任务和期限	项目部
14	质量安全交底	明确质量等级特殊要求,加强安全劳动保护	项目部

工图纸的全部内容和设计意图。土建、安装各专业相互联系对照,发现问题,提前与建设单位、设计单位协商,参加由建设单位、设计单位和监理单位组织的设计交底和图纸综合会审。

(3)编制施工图预算,根据施工图纸,计算分部分项工程量,按规定套用施工定额,计算所需要材料的详细数量、人工数量、大型机械台班数,以便做进度计划和供应计划,更好地控制成本,减少消耗。

(4)做好技术交底工作。工程每一道工序开工前,均需进行技术交底,技术交底是施工企业技术管理的一个重要制度,是保证工程质量的重要因素,其目的是通过技术交底使参加施工的所有人员做到心中有数,以便科学地组织、按合理的工序工艺进行施工。技术交底专业均采用三级制,即项目部技术负责人→专业工长→各班组长。技术交底均有书面文字及图表,级级交底签字,工程技术负责人向专业工长进行交底;要求细致、齐全、完美,并要结合具体操作部位、关键部位的质量要求,操作要点及注意事项等进行详细的讲述交底;工长接受后,应反复详细地向班组进行交底;班组在接受交底后,应组织工作人员进行认真全面理解施工意图,确保工程的质量和进度。

5.1.2.3 物质条件生产准备

工程施工所需的材料、构配件、施工机械品种多、数量大,应保证按计划供应,这对整个施工过程举足轻重,否则直接影响工期、质量和成本。

1)材料准备

(1)根据施工进度计划和施工的工料分析,拟定加工及定货计划。

(2)建筑材料及安全防护用品准备:对管材建筑材料,应根据实际情况编制各材料计划表,分批进场。

(3)对各种材料的入库、保管和出库制定完善的管理办法,同时加强防盗、防火的管理。

2)构配件加工准备

(1)根据施工进度计划和施工预算所提供的各种构配件,提前做加工放样工作,并编制相应的需用量计划。

(2)提前做好预制、预埋件的加工工作。

(3)组织制定模板的需求计划和定型模板的加工工作。

3)施工机械准备

根据工程实际情况选择主要机械设备,如挖掘机、搅拌机、打夯机以及振动器等。

4)运输准备

项目部应配备货车,便于小型配件、生活物资、小宗材料的运输,材料送检和业务联系。

5.1.2.4　现场施工准备

1)施工现场控制网点

会同有关单位做好现场的移交工作,包括测量控制点以及有关技术资料,并复核控制点。根据给定控制点测设现场内的永久性标桩,并做好保护,作为工程测量的依据。

2)现场"三通一平"

(1)施工现场平整:施工现场要求平整。

(2)修建现场临时道路:场内在办公室前面修筑场内临时道路,提供材料、人员的交通途径,临时道路全线贯通,直到作业区。

(3)布置施工现场临时用水、用电。

5.1.2.5　场外组织与管理的准备

工程所使用的新材料、新工艺,按照建设单位或公司的要求,在主管部门的参加下组织有关设计、科研等单位共同进行科研工作,明确各方相互承担的试验项目、工作步骤、时间安排、经费来源和职责分工。对于科研项目必须经过技术检定后,方可用于施工。

5.1.2.6　施工队伍的准备

根据确定的现场管理机构建立项目施工管理层,选择高素质的施工作业队伍进行该工程的施工。

(1)根据工程的特点和进度的要求,确定各阶段的劳动力需用量计划。

（2）对工人进行必要的技术、安全、思想和法制教育，教育工人树立"安全第一、预防为主"的正确思想；遵守有关施工和技术法规；遵守地方治安法规。

（3）必须做好后勤工作的安排，为职工的衣、食、住、行等作全面考虑，应认真落实，以便充分调动职工的生产积极性。

5.1.3 总体施工顺序

5.1.3.1 施工顺序安排

对工程整体施工顺序的科学合理的规划，是完成任务的关键环节。土建工作遵守"先地下、后地上"的原则，采用平行流水立体交叉作业以及合理的施工流向，施工顺序是工程质量的保证，也是安全施工的保证。因此，对施工顺序安排基本要求是：上道工序的完成要为下道工序创造施工条件，下道工序的施工要能够保证上道工序的成品完整不受损坏，以减少不必要的返工浪费，确保工程质量。

施工流水的划分主要要处理好以下问题：

（1）应保证主要工种有足够的工作面和机械能充分发挥台班能力：流水段的多少和大小，直接影响着劳动力和机械能力的发挥，对总工期也有很大影响。流水段过多，会拖长总工期；施工流水段过少，又会引起劳动力、模板和机械过分集中，工序穿插过紧，造成施工混乱。

（2）各工序之间进行搭接施工时要注意相互之间的配合，避免出现大量窝工的现象，以保证工程的工期能顺利实现。

5.1.3.2 施工调度

为了保证工程施工的顺利进行和按时达到目标，及时解决施工生产中出现的问题，迅速而准确地传达项目部决策，必须建立以项目经理为核心的调度体系，及时反馈上级职能部门、业主意见及施工中出现的问题，以便以项目经理为首的领导层作出明确决策，并及时贯彻落实下去，保证各项管理措施的顺利实施。调度体系运转情况如下：

（1）组成以项目经理为核心的调度体系,各施工工区负责人和各专业管理人员都是这一体系的一个成员。

（2）定期按时召开由业主、上级职能监督部门、设计单位参加的协调会议,解决施工中出现的问题。

（3）每周定期召开工程项目内部会议,对班组工作进行总结和安排,对施工中存在的技术问题进行集中讨论,以得到更好的解决方法。

（4）每周定期召开工地例会,由监理主持,总结一周内整个项目的进度、成本、质量、安全、文明施工执行情况,对施工中存在的问题提出来以达到更好地控制本工程的质量、进度、成本、安全、文明施工。

（5）协调好各专业工长的工作。组织好分部分项工程的施工衔接,合理穿插流水作业,保证合同工期。

（6）监督检查施工计划和工程合同的执行情况,使人力、物力、财力定期按比例投入本工程,并使其保持最佳调节状态,保证施工生产正常进行。

（7）做好天气预报工作,避免因气候变化对工程施工的影响。

5.1.4　确保工程质量的技术组织

5.1.4.1　确保工程质量的技术措施

（1）实行标准化管理,严格按照施工图纸、规范、设计及变更组织施工。实行图纸会审制,逐级进行技术交底,明确质量保证措施和质量标准关键部位,要编制详细的施工方案和详细的技术交底。

（2）加强原材料、半成品的检验工作,水泥、钢材等原材料应有出厂合格证,并经复试合格后方可使用。

（3）认真做好施工记录、地基验槽记录、隐蔽工程验收记录及结构验收记录等,及时办理各种验收签证手续,定期检查工程质量,保证资料的收集、整理、审核与工程进度同步。

5.1.4.2 确保工程质量的组织措施

（1）全面推行质量管理工作体制，加强质量教育意识，建立以项目经理为第一责任人的质量保证体系。项目经理部设专职质量检查员，班组设兼职质量检查员，形成质量检查体系。以"质量是企业的生命"开展质量宣传，使每个施工人员认识到质量的重要性和获得优良工程的重要意义。

（2）坚持工程质量三级验收制，形成一个横向从土建、安装到各分部分项，纵向从项目经理到生产班组的质量管理网络。

（3）实行目标管理，明确质量目标，要分阶段制定分部分项质量目标，确保总目标的实现。

（4）优化施工方案，积极主动采取先进的施工工艺，对施工中出现的技术问题，要制定详细的针对性措施。

（5）制定成品保护实施细则，加强成品保护教育，贯彻成品保护条例，对即将完成或已完成的房间及楼层要及时封闭。

（6）建立现场生产调度制度，每天召开各有关部门、专业施工队现场碰头会，及时进行处理检查当天施工中存在的问题，布置次日的生产活动。

（7）与建设单位、监理单位建立联合办公制度，互通信息，积极协商，妥善解决施工中的各种问题。

5.1.5 确保工期的技术组织

为保证水厂能尽快运行，应采取下列工期保证措施：

（1）外地下管线、沟网和进场"三通一平"工作必须提前施工。

（2）认真制定施工计划，并严格执行，保证施工平衡有序。每月定期提交下月工程进度计划、材料设备计划。

（3）按图施工，经常同设计、建设部门保持联系，及时消除图纸中存在的问题，保证不因图纸问题而返工。

（4）加强施工机具的检查、维修和保养，使其能够经常处于完好的状态。

（5）对影响工期的突发事件，尽快安排人力、物力妥善解决，保证不影响工期。

（6）努力提高机械化施工水平。积极采用成熟的新技术、新工艺，提高工效。

（7）经常检查施工计划执行情况，对非客观原因完不成计划的责任人严肃处理。

（8）做好下道工序施工前的技术交底工作，保证依次施工优良。

（9）全部临时设施、材料进场堆放，机械停放位置及临时道路，均考虑为最优先方案，避免二次搬运。

（10）严格控制各项计划的实施情况，加强检查及时调整，严格执行各项安全施工生产制度，确保工程按期完工。

（11）积极与甲方沟通，统一协调指挥各工程进度，及时解决施工中的问题。

（12）认真按计划组织施工，有序组织材料、机械、人员、设备进场和使用，确保施工工期。

5.1.6　安全文明生产的管理

5.1.6.1　安全生产的方针、原则

（1）方针：安全第一，预防为主。

（2）原则：管生产必须管安全，谁主管谁负责的原则；生产必须安全，不安全不生产的原则；先防护，后施工，无防护不施工的原则；施工中"三不伤害"，事故后"四不放过"的原则。

5.1.6.2　安全组织保证措施

建立和完善以项目经理为首的三级安全保证体系。

5.1.6.3　安全技术保证措施

（1）对所有入场人员进行三级安全教育，对施工操作人员从高空坠落、物体打击、机具伤害、触电伤害等方面进行安全意识教育。

（2）下达各分项施工交底的同时，必须有安全注意事项内容，作业班组上班前以班组为单位进行安全技术交底，并要做出归档保存。

（3）在施工过程中树立三不伤害（我不伤害自己,我不伤害他人,我不被他人伤害）的自我保护意识,专职安全员随时进行教育督促。

（4）做好四口五临边的防护,安全防护设施必须符合安全要求,在楼梯口、通道口、预留洞口及临边处要做好防护。

（5）工程施工期间使用绳网进行水平防护。所用安全网必须用铁丝绑扎牢固,由安全员会同施工员、技术员共同检查验收合格,签字确认后方可投入使用。

（6）所有现场配电箱都应使用标准的金属配电箱配电,有危险标识,有专人管理,电路采用三相五线制,每一、二次接线都应设置灵敏有效的漏电保护器。日常由专业电工负责检查、维修、防护工作。

（7）需检测设备作业前要取得安全"准用证"方可使用,使用前检查各种限位器、制动器,及保险装置等齐全灵敏性能可靠后再使用。起重作业人员、指挥人员要经专业培训合格后,持证上岗,遵守《起重机操作使用规程》。

5.1.6.4　安全防护设计方案

工程进入主体施工后,需要及时对工程施工作业面,施工通道及活动的场所进行安全防护,饮水工程拟采用水平、垂直两面交叉配合防护体系,平面防护包括安全通道、安全防护棚、悬挑平网防护、洞口防护、工作台面防护等内容。立面防护包括立网防护、临边防护等内容。

安全防护所用的主要材料以钢管（用做防护栏杆时用红、白染刷警示标志）、安全网、安全带、揽风绳、竹笆、钢筋等工地常用材料为主,根据不同部位选择采用,原则是少投,重实效。

施工临时用电、机械等按《建筑安装工程安全技术规程》进行安全防护操作。

5.1.6.5　高空作业及临时用电安全技术措施

1）洞口防护

（1）楼板预留孔,当边长在50~150 cm以内洞口,采用楼板原有结构钢筋网片,或另用 Φ8@200 双向钢筋网,固定在楼板上。

当预留孔边长大于 150 cm 时搭设扣件钢管再满铺架板,同时设栏杆,洞口设下挂安全网。

(2)其余洞口:施工现场通道附近的坑槽、洞口除设防护栏杆与安全标志外,兼设红色警示灯。

2)工作面安全防护

(1)脚手架使用的钢管、扣件等材料必须保证整体结构稳定和不变形,与主体结构拉结牢固,外脚手架纵向内外排立杆之间设置剪刀撑架,间距控制在 15~20 m 一个。结构脚手架立杆间距一般不大于 1.8 m,大横杆间距不得大于 1.4 m。

(2)脚手架使用的钢管、扣件等材料必须使用合格产品,有缺损的严禁使用。

(3)结构用的脚手架,使用荷载不得超过 3 kN/m²;装修用的里外脚手架,使用荷载不得超过 2.0 kN/m²,维护脚手架均载不得超过 1 kN/m²,安全网集载不得超过 1.6 kN/m²。

(4)脚手架的操作面必须满铺脚手板,离墙面的缝隙不得大于 20 cm,不得有空隙和探头板、飞跳板。在作业层区脚手板下层兜设水平网。操作面外侧设一道防护栏杆,立挂安全网,立面安全下口封严。

(5)按规定的作业程序支拆模板、绑扎钢筋和浇筑混凝土。模板未固定前不得进行下道工序。严禁上下同一垂直面上装拆模板,交叉作业,钢筋半成品吊上工作面前,要提前确定好临时堆放位置,不得放在未固定的架子上。

(6)上下吊运机具材料要求必须用指定的钢丝绳,且吊运时绑扎牢固,不得用钢筋或其他临时绳吊运机具材料。

3)交叉作业防护

各种工作面上下交叉作业时,在同一垂直方向操作面,下层作业位置必须处于依上层高度确定的可坠落范围半径之外,否则,设置安全防护层。

5.1.6.6 施工机具安全防护

（1）乙炔罐：应有安全阀、压力表、防爆膜（片）、水封安全器、逆止阀、电石桶装密闭容器、消防设施等。

（2）氧气瓶：应有高压表、低压表、减压阀、防震圈瓶帽遮阳设施、消防设施等。应与乙炔罐放置相距 10 m 以上。

（3）电刨（手压刨）：护指链或防护装置、安全挡板、活动盖板、手压推板。

（4）砂轮切割机：防护罩、托架、夹具。

（5）电弧焊机应有：外壳防护罩、一二次线柱防护罩、露天防雨罩、一二次连接绝缘板、二次线使用线鼻子、保护接零或接地。

（6）搅拌机：砂浆搅拌机应有防护罩。

（7）振动棒：应有保护接零、漏电保护器、绝缘防护用品。

（8）配电箱：应有箱门、锁及露天防雨设施，熔断保险器、漏电保护器、保护接零（连接端子）或保护接地。

5.1.7 环境保护的管理

（1）为提高现场管理水平，确保环境不受到破坏，应采取有效措施，使施工现场管理井然有序，标准、规范。工地周围设置一定高度的围挡，要求其坚固、稳定、整洁和美观。

（2）施工现场进出口要设置大门，大门口处要设置"五牌一图"即工程概况牌、管理人员名单及监督电话牌、消防保卫牌、安全生产牌、文明施工牌和施工现场平面图。要求施工现场有固定或永久性的安全标语。

（3）确保施工现场道路畅通，地面平整，要有排水措施，不得有积水，各种材料、构件、机具必须堆放整齐，并设置标志牌，标注名称、品种和规格等。作业面料具的堆放要平稳、整齐，做到活完场清。

（4）施工现场设排水坡向，运输道路平整、坚实、畅通。

（5）降低噪声污染和污水处理措施：①施工现场设临时围墙；②严格遵守夜间施工作业时间规定，合理安排施工时间，早上 07：00

开始作业,夜间施工不超过22:00;③合理布置三类,将现场木工棚等噪音较大的设施远离居民区;④木工棚和搅拌机棚做防尘降噪设施,晚上尽量不安排浇筑混凝土,振捣时严禁振捣钢筋和模板,以降低噪声污染;⑤教育职工不得大声喧哗,不得敲打钢管、钢板,减少噪声;⑥现场食堂设隔油池,严禁将污水直接排放到市政管道内。

(6)降低扬尘措施:①施工现场路面进行表面硬化处理,降低扬尘,并按作业组划分区域管理,指定专人每天洒水清扫,保持清洁;②建筑垃圾采用容器吊运,严禁随意凌空抛洒,并采用密闭容器及时外运,严禁随意倾倒;③指定专人负责出入车辆的清洗及出入口周围环境及道路的清扫工作,运输车不带泥沙出现场,并做到沿途不遗洒;④松散材料砌筑容器堆放,大风天气时用塑料布覆盖;⑤施工现场每天清理现场,打扫、洒水,保证工完料净场地清;⑥每天作业后,要及时将现场施工道路清扫干净。

5.2　工程验收

农村供水工程是农村重要的基础设施,其质量直接关系到农村居民的饮水安全。农村集中式供水工程的施工,应通过招投标确定施工单位和监理单位;规模较小的工程,条件不具备时,可由有类似工程经验的单位承担施工。

施工前,应进行施工组织设计、编制施工方案、建立质量管理体系,明确施工质量负责人和施工安全负责人,经批准取得施工许可证和安全生产许可证后,方可实施。

施工过程中,应做好材料设备、隐蔽工程等中间阶段的质量验收,隐蔽工程验收合格后,方可进行下一道工序施工。应做好材料设备采购、见证取样检测、技术洽商、设计变更、质量事故处理、验收等记录。施工单位应按设计图纸和技术要求进行施工,需要变更设计时,应征得建设单位同意,由设计单位负责完成。

农村供水工程,应经过竣工验收合格后,方可投入使用。

5.2.1 施工质量验收

5.2.1.1 管道工程

1)一般要求

(1)埋深及回填。管道的基础、埋深、回填应符合设计要求。当设计无具体要求时,应按以下规定施工:管道一般埋设在未经扰动的原状土层上;在岩基上埋设管道,应铺设砂垫层;软地基上埋设管道,应进行基础处理。管道周围 200 mm 范围内应用细土回填;回填土的压实系数不应小于 90%。非冰冻地区,管顶埋深一般不宜小于 0.7 m,在松散岩基上埋设时,管顶埋深不应小于 0.5 m;寒冷地区,管顶应埋设于冻深线以下;穿越道路、农田或沿道路铺设时,管顶埋深不宜小于 1.0 m。

(2)管道交叉处理及附属设施。管线上的排水口、排气阀、闸阀等附件的位置,镇墩、支墩位置及结构尺寸应符合设计要求。当供水管与污水管交叉时,供水管应布置在上面,且不应有接口重叠;若供水管敷设在下面,应采用钢管或设钢套管,套管伸出交叉管的长度每边不得小于 3 m,套管两端应采用防水材料封闭。

供水管道与建筑物基础的水平净距应大于 3.0 m;与围墙基础的水平净距应大于 1.5 m;与铁路路堤坡脚的水平净距应大于 5.0 m;与电力电缆、通信及照明线杆的水平净距应大于 1.0 m;与高压电杆支座的水平净距应大于 3.0 m;与污水管、煤气管的水平净距应大于 1.5 m。

2)钢管

管道表面应无疤痕、裂纹、严重锈蚀等缺陷。管道下管前应检查内外防腐层,合格后方可下管。安装的允许偏差为:轴线位置 30 mm,高程 ±20 mm。

3)球墨铸铁管

管及管件表面不得有裂纹,不得有妨碍使用的凹凸不平的缺陷。采用橡胶圈柔性接口的球墨铸铁管,承口的内工作面和插口的外工作面应光滑、轮廓清晰,不得有影响接口密封性的缺陷。橡胶圈安装就位后不得扭曲。当用探尺检查时,沿圆周各点应与承口端面等距,允许偏差应为 ±3 mm。

4）塑料管

聚乙烯（PE）管材、管件应分别符合《给水用聚乙烯（PE）管材》（GB/T 13663—2000）和《给水用聚乙烯（PE）管件》（GB/T 13663. 2—2005）的规定。硬聚氯乙烯（PVC – U）管材、管件应分别符合《给水用硬聚氯乙烯（PVC – U）管材》（GB/T 10002. 1—2006）和《给水用硬聚氯乙烯（PVC – U）管件》（GB/T 10002. 2—2003）的要求。

批量购置的塑料管道,应按《流体输送用热塑性塑料管材耐内压试验方法》（GB/T 6111—2003）和相应的产品标准进行抽样检测,每种规格的抽样数不应少于 3 根。

5）水压试验

输配水管道安装完成后,进行水压试验。管道水压试验条件:长距离管道试压应分段进行,分段长度不宜大于 1 000 m。试验段管道灌满水后,应在不大于工作压力条件下浸泡,金属管和塑料管的浸泡时间不少于 24 h,混凝土管及其有水泥砂浆衬里金属管的浸泡时间不少于 48 h。

水压试验包括管道强度及严密性试验两项内容,当确认试验管段内气体已排除,方可进行这两种试验。

管道强度试验应在水压升至不低于《给水排水管道工程施工及验收规范》（GB 50268—2008）规定的试验内水压力后;保持恒压 10 min,检查接口、管身,无破损及漏水现象时,方可视为合格。管道严密性试验应符合《给水排水管道工程施工及验收规范》规定,严密性试验时,不得有漏水现象,且实测渗水量该规范规定的允许渗水量时,方可视为合格。

6）冲洗消毒

管道水压试验后,竣工验收前应冲洗消毒。

试验要求:应用流速不小于 1.0 m/s 的水流连续冲洗管道,直至进水和出水的浊度、色度相同为止。管道消毒应采用含氯离子浓度不低于 20 mg/L 的清洁水浸泡 24 h,再次冲洗,直至取样检验合格为止。

5.2.1.2　构筑物

1)地表水源工程

地表水源工程的施工,应根据需要,合理做好防洪、导流、排水、清淤工作。施工应不影响原有坝、堤等工程的安全和主要功能。

(1)施工围堰。围堰类型应根据水源水文情况、地形、地质及地方材料、工期、施工技术和装备等因素,经综合技术经济比较确定。围堰的构造应简单,符合强度、稳定、防冲和防渗要求,并应便于施工、维修和拆除。钢板桩围堰顶面高程宜高出施工期间的最高水位 0.5～0.7 m,土围堰顶面高程宜高出施工期间的最高水位 1.0～1.5 m。

取水构筑物施工完成、验收合格后,应及时拆除临时施工围堰,清理现场,修复原有护坡、护岸等工程。围堰的拆除应彻底,不应在取水口造成淤积及污染水体。

(2)基础开挖。基坑开挖的淤泥和排出的废水应妥善处理,符合环境要求。基础开挖时,应保证边坡稳定,彻底清除淤泥,并留有足够的施工空间。基槽深度超过设计标高时可用砂石料回填夯实;构筑物基础处理应符合设计要求,完成后应作为关键工序进行验收。

(3)回填。在堤岸上埋设取水管道,回填时,应合理控制回填料、最佳含水量、分层夯实,压实系数不小于 0.95,并作为关键工序进行质量控制。回填完成,并验收合格后,方可进行护坡等下一道工序。

另岸边式取水构筑物与原有护坡、护岸连接部位的变形缝及防渗应符合设计要求,并作为关键工序进行质量控制。地表水源工程验收时,应请水源管理单位参加。

2)地下水源工程

管井

(1)封闭非取水层。凿井时,应对设计含水层进行复核,校正进水段的设计位置和长度,封闭非取水含水层。

井口周围也应用不透水材料封闭,封闭深度不宜小于 3 m。对不良含水层和其他非开采含水层应进行封闭。封闭材料可为黏土球或水泥砂浆等;选用的隔水层,单层厚度不宜小于 5 m;封闭位置宜超过拟封闭含水层上、下各不小于 5 m。管外封闭位置的上下偏差不得超过 300 mm。

(2)成井及井管安装。在松散、破碎或水敏性地层中凿井时,应采用泥浆护壁。成井过程中设置的护口管,应保证在管井施工过程中不松动,井口不坍塌。

井管安装前,应检查井管质量,并应探测井孔。泥浆护壁的井,应适当稀释泥浆,并清除井底的稠泥浆;采用填砾过滤器的管井,应设置找中器。

(3)过滤器。过滤器应保证其具有良好的过滤性能,结构坚固,抗腐蚀性强且不易堵塞。其长度应根据可开采含水层的累计厚度、富水性、设计取水量等,通过技术经济分析确定(可开采含水层累计厚度不超过 30 m 时,过滤器长度可按含水层累计厚度取值)。过滤器骨架管的穿孔形状、尺寸和排列方式,应根据管材强度和加工工艺确定,孔隙率宜为 15% ~ 30% 。

缠丝过滤器,骨架管应有纵向垫筋,垫筋高度 6 ~ 8 mm,垫筋间距应保证缠丝距管壁 2 ~ 4 mm,垫筋两端设挡箍;缠丝材料应无毒、耐腐蚀、抗拉强度大和膨胀系数小;缠丝断面形状宜为梯形或三角形;缠丝孔隙尺寸应根据含水层的颗粒组成和均匀性确定。

过滤器深度的允许偏差应为 ±300 mm。

(4)填砾和井径。填砾过滤器的管井,井管安装后,应及时进行填砾。滤料高度应超过过滤器的上端;滤料宜用磨圆度较好的硅质砾石,不应含土和杂物,严禁使用棱角碎石;滤料的不均匀系数应小于2。

填砾时,滤料应沿井管四周均匀连续填入,随填随测。当发现填入数量及深度与计算有较大出入时,应及时找出原因并排除。

非填砾过滤器的管井,井孔直径应大于井管外径 100 mm。填砾过滤器的管井,取水含水层为中、粗砂时,井孔直径应大于井管外径 200 mm;取水含水层为粉、细砂时,井孔直径应大于井管外径 300 mm。

(5)洗井和抽水试验。成井后应及时进行洗井。松散层的管井在井管强度允许时,宜采用活塞与压缩空气联合洗井;泥浆护壁的管井,当井壁泥皮不易排除时,宜采用化学洗井与其他洗井方法联合进行。洗井过程中应及时观测出水量和含砂量,当出水量达到设计要求或连续两次单位出水量之差小于 10% 且出水含砂量小于 1/200 000(体积比)时,方可结束洗井。

洗井结束后,应捞取井内沉淀物并进行抽水试验。抽水试验的下降次数宜为一次,出水量不宜小于管井的设计出水量;抽水试验的水位和出水量应连续进行观测,稳定延续时间为 6~8 h,管井出水量和动水位应按稳定值确定。

(6)主要验收内容及验收资料。井身应圆正、垂直。小于或等于 100 m 的井段,顶角倾斜不应超过 1°;大于 100 m 的井段,应控制每 100 m 顶角倾斜的递增速度不超过 1.5°,井段和井身不得有突变。水井的出水量应基本符合设计出水量,水质应符合要求。

成井后施工单位应提交以下资料:管井结构和地层柱状图,含水层砂样及滤料的颗粒分析资料,抽水试验资料,出水量与含砂量,水质分析成果,成井报告。

大口井

(1)井壁与井筒。大口井的井壁材料和厚度,应根据井深、井径、施工工艺、当地材料和经济比较,通过受力计算确定。

采用沉井法施工的大口井,钢筋混凝土井筒井径小于 4 m 时,壁厚宜为 350~400 mm;井径大于 4 m 时,壁厚宜为 400~500 mm。

钢筋混凝土井筒应在下端设钢筋混凝土刃脚;刃脚外径应比井筒外径大 100~200 mm,刃脚高度可为 1.2~1.5 m。

(2)井底进水。井底进水结构,卵砾石含水层井底可不设反滤层,其他含水层井底应铺设3~5层凹弧形反滤层,每层厚200~300mm,弧底总厚度600~1500 mm,刃脚处应比弧底加厚20%~30%。铺设井底反滤层时,应将井中水位降到井底以下,在前一层铺设完毕并经检验合格后,方可铺设次层。两相邻反滤层的粒径比宜为2~4。

(3)井壁进水。混凝土井壁宜采用直径为50~100 mm的圆形进水孔;浆砌砖、石井壁宜采用矩形进水孔或插入短管进水。进水孔应交错布置,孔隙率宜为15%~20%;进水孔滤料宜分两层,且填充密实。在中砂、粗砂、卵砾石含水层中,进水段可采用无砂混凝土透水井壁或干砌砖(石)利用砌缝进水,但应满足结构强度要求。

(4)井口与井台。井口应高出地面500 mm;井口周围应设不透水的散水坡,宽度宜为1.5 m;在透水土壤中,散水坡下面应填厚度不小于1.5 m的黏土层。

(5)抽水清洗。大口井施工完毕,并经检验合格后,应按下列规定进行抽水清洗:抽水清洗前应将大口井或渗渠中的泥沙和其他杂物清除干净;抽水清洗时,应在井中水位降到设计最低动水位以下停止抽水,待水位回升至静水位左右再行抽水,并在抽水时取水样,测定含砂量;当设备能力已经超过设计产水量而水位未达到上述要求时,可按实际抽水设备的能力抽水清洗;当水中的含砂量小于或等于0.5×10^{-6}(体积比)时,停止抽水清洗。

成井后,应量测静水位,在设计流量下抽水测定相应动水位,对出水水质进行化验。

3)泵房

(1)基本要求。泵房底板的地基处理应符合设计要求,经过验收合格后,才能进行混凝土施工。

岸边式取水泵房宜在枯水期施工,并应在汛前施工至安全部位。需度汛时,对已建部分应有防护措施。

泵房地下部分的内壁、隔水墙及底板均不得渗水。电缆沟内不得洇水。泵房出水管连接部位应不渗漏。

(2)预留孔洞、预埋件。各种埋件及插筋、铁件的安装均应符合设计要求,且牢固可靠。埋设前,应将其表面的锈皮、油漆和油污清除干净。埋设的管子应无堵塞现象,外露管口应临时加盖保护。

（3）二期混凝土。混凝土浇筑过程中,应对各种管路进行保护,防止损坏、堵塞或变形。浇筑二期混凝土前,应对一期混凝土表面凿毛清理,刷洗干净。

二期混凝土宜采用细石混凝土,其强度等级应等于或高于同部位一期混凝土的强度等级。对于体积较小,可采用水泥砂浆或水泥浆压入法施工。二期混凝土浇筑时,应注意已安装好的设备及埋件,且应振捣密实,收光整理。机、泵座二期混凝土,应保证设计标准强度达到70%以上,才能继续加荷安装。

4）水池

（1）基本要求。水池底板位于地下水位以下时,施工前应验算施工阶段的抗浮稳定性。当不能满足抗浮要求时,必须采取抗浮措施。位于水池底板以下的管道,应经验收合格后再进行下一工序的施工。

水泥砂浆防水层的水泥宜采用普通硅酸盐水泥、膨胀水泥或矿渣硅酸盐水泥;砂宜采用质地坚硬、级配良好的中砂,其含泥量不得超过3%。

水泥砂浆防水层的施工应符合下列规定:基层表面应清洁、平整、坚实、粗糙及充分湿润,但不得有积水;水泥砂浆的稠度宜控制在7～8 cm,当采用机械喷涂时,水泥砂浆的稠度应经试配确定;掺外加剂的水泥砂浆防水层应分两层铺抹,其总厚度不宜小于20 mm;刚性多层做法防水层每层宜连续操作,不留施工缝;当必须留施工缝时,应留成阶梯茬,按层次顺序层层搭接;接茬部位距阴阳角的距离不应小于20 cm;水泥砂浆应随拌随用;防水层的阴、阳角应做成圆弧形。水泥砂浆防水层宜在凝结后覆盖并洒水养护,外防水层在砌保护墙或回填土时,方可撤除养护;冬期施工应采取防冻措施。

水池的预埋管与外部管道连接时,跨越基坑的管下填土应压实,必要时可填灰土、砌砖或浇筑混凝土。

（2）现浇钢筋混凝土水池。池壁与顶板连续施工时，池壁内模立柱不得同时作为顶板模板立柱，顶板支架的斜杆或横向连杆不得与池壁模板的杆件相连接。侧模板，应在混凝土强度能保证其表面及棱角不因拆除模板而受损坏时，方可拆除；底模板，应在与结构同条件养护的混凝土试块达到设计强度的70%后，方可拆除。

采用螺栓固定池壁模板时，应选用两端能拆卸的螺栓，螺栓中部宜加焊止水环；螺栓拆卸后，混凝土壁面应留有 4～5 cm 深的锥形槽。固定在模板上的预埋管、预埋件的安装必须牢固，位置准确。安装前应清除铁锈和油污，安装后应作标志。

止水带安装应牢固，位置准确，与变形缝垂直；不得有裂口、砂眼、钉孔，并清除其表面污物。

混凝土浇筑完毕后，应根据现场气温条件及时覆盖和洒水，养护期不少于 14 d。池外壁在回填土时，方可撤除养护。

（3）砖石砌体水池。砖石砌筑前应将砖石表面上的污物清除，砖石应浇水湿润，砖应浇透。砖石砌体中的预埋管应有防渗措施，当设计无规定时，可以满包混凝土将管固定而后接砌；满包混凝土宜呈方型，其管外浇筑厚度不应小于 10 cm。砖石砌体的池壁不得留设脚手眼和支搭脚手架。砖石砌体砌筑完毕，应立即进行养护，养护时间不应少于 7 d。

砖砌池壁时，砌体各砖层间应上下错缝，内外搭砌，灰缝均匀一致。水平灰缝厚度和竖向灰缝宽度宜为 10 mm，但不应小于 8 mm，并不应大于 12 mm。砌砖时，砂浆应满铺满挤，挤出的砂浆应随时刮平，严禁用水冲浆灌缝，严禁用敲击砌体的方法纠正偏差。

砌筑料石池壁时，应分层卧砌，上下错缝，丁、顺搭砌；水平缝宜采用坐灰法，竖向缝宜采用灌浆法。灰缝厚度宜为 10 mm。纠正料石砌筑位置偏移时，应将料石提起，刮除灰浆后再砌，并应防止碰动邻近料石，严禁用撬移或敲击纠偏。

（4）水处理池。均匀布水的进出水口，采用薄壁堰、穿孔槽或孔口时，其允许偏差应符合下列规定：同一水池内各堰顶、穿孔槽孔眼的底缘在同一水平面上,其水平度允许偏差应为±2 mm;穿孔槽孔眼或穿孔墙孔眼的数量和尺寸应符合设计要求,其间距允许偏差应为±5 mm。

滤池池壁与滤沙层接触的部位,应按设计规定处理;当设计无规定时,应采取加糙措施。滤料的铺设应在滤池土建施工和设备安装完毕,并经验收合格后及时进行。当不能及时进行时,应采取防止杂物落入滤池和堵塞滤板的防护措施。

(5)水池满水试验。水池施工完毕后,投入使用前,应进行满水试验。满水试验中应进行外观检查,不得有漏水现象。水池渗水量按池壁和池底的浸湿总面积计算,钢筋混凝土水池不得超过2 L/(m² · d);砖石砌体水池不得超过3 L/(m² · d)。

水池满水试验条件:池体的混凝土或砖石砌体的砂浆已达到设计强度,现浇钢筋混凝土水池的防水层、防腐层施工以及回填土以前,装配式预应力混凝土水池施加预应力以后、保护层喷涂以前,砖砌水池防水层施工以后,石砌水池勾缝以后,砖石水池满水试验与填土工序的先后安排符合设计规定。

水池满水试验前,应做好下列准备工作:将池内清理干净,修补池内外的缺陷,临时封堵预留孔洞、预埋管口及进出水口,检查充水及排水闸门不得渗漏,设置水位观测标尺、标定水位测针,准备现场测定蒸发量的设备,充水的水源应采用清水并做好充水和放水系统的设施。

向水池内充水宜分三次进行:第一次充水为设计水深的1/3;第二次充水为设计水深的2/3;第三次充水至设计水深。对大、中型水池,可先充水至池壁底部的施工缝以上,检查底板的抗渗质量,当无明显渗漏时,再继续充水至第一次充水深度。

每次充水宜测读24 h的水位下降值,计算渗水量,在充水过程中和充水以后,应对水池作外观检查。当发现渗水量过大时,应停止充水。做出处理后方可继续充水。充水至设计水深后至开始进行渗水量测定的间隔时间,应不少于24 h。

测读水位的初读数与末读数之间的间隔时间,应为 24 h。连续测定的时间可依实际情况而定,如第一天测定的渗水量符合标准,应再测定一天;如第一天测定的渗水量超过允许标准,而以后的渗水量逐渐减少,可继续延长观测。

水池满水试验应填写试验记录。满水试验合格后,应及时进行池壁外的各项工序及回填土方,池顶亦应及时均匀对称地回填。

5.2.1.3 设备安装

1)水泵机组安装

水泵的安装尺寸、位置与标高均应符合设计要求。离心泵、潜水电泵机组的安装、检查、调试与试运转应依据《风机、压缩机、泵安装工程施工及验收规范》(GB 50275—2010)的规定。水泵机组在额定工况点连续试运转的时间不应小于 2 h。

电机、水泵、阀门安装前,应检查其各自的转动部件有无卡阻现象。卧式机组,电机与水泵连接时,应以泵的轴线为基准找正;水泵、阀门、进出管道应有各自支架;水泵、阀门不应直接承受管道的重量。管道与泵连接后,应复检泵的原"找正精度",当发现管道连接引起偏差时,应调整水泵吸水管路不应出现倒坡,接口应严密。润滑、密封、冷却和液压等系统的管道应清洗洁净保持畅通;其受压部分应按设备技术文件的规定进行严密性试验。潜水电泵,安装前应检查法兰上保护电缆的凹槽,不得有毛刺或尖角;通电检查水泵叶轮是否以顺时针方向旋转。吊装时,应避免碰撞,保护好电缆线。

水泵机组的调试应在其各附属系统单独调试正常后进行;水泵应在有水的情况下进行试运转。水泵机组调试时,连续运转不应少于 2 h,并同时观察机组的电流、温度、振动、噪声、压力、流量等情况。

水泵底座应采用地脚螺栓固定,二次浇筑材料应保证密实。水泵的动力电缆、控制电缆的安装应牢固,水泵的电缆距吸入口不得小于 350 mm。

2)水质处理及消毒设备安装

水质处理及消毒设备的平面布置与标高应符合设计要求。水质处理及消毒设备、进出管道与阀门的组装应符合产品随机文件的规定。消毒剂输送管道应做强度和严密性试验,试验压力及稳压时间应符合产品随机文件的规定。

3)电气设备安装

(1)开关柜及配电柜(箱)安装。柜(箱)的接线应正确、连接紧密、排列整齐、绑扎紧固、标志清晰。柜(箱)的金属框架及基础型钢应接地(PE)或接零(PEN)可靠;装有电器的可开启门和框架间应用裸编织铜线连接,且应有标识。

开关柜及配电柜(箱)应有可靠的电击保护。柜(箱)间线路的线间和线对地间绝缘电阻值,馈电线路应大于 0.5 MΩ,二次回路应大于 1 MΩ。柜(箱)间的二次回路应进行交流工频耐压试验。当绝缘电阻值大于 10 MΩ 时,用 2 500 VMΩ 表遥测 1 min,应无闪络击穿现象;当绝缘电阻值在 1~10 MΩ 时,做 1 000 V 交流工频耐压试验 1 min,应无闪络击穿现象。

照明配电箱(盘)安装应符合下列规定:箱(盘)内配线应整齐、无绞接现象;导线连接应紧密、不伤芯线、不断股;垫圈下螺丝两侧压的导线截面积应相同,同一端子上导线连接应不多于 2 根,防松垫圈等零件应齐全。箱(盘)内开关动作应灵活可靠,带有漏电保护的回路,其漏电保护装置动作电流应不大于 30 mA,动作时间应不大于 0.1 s。箱(盘)内应分别设置零线(N)和保护地线(PE 线)汇流排,零线和保护地线应经汇流排配出。

柜、箱、盘应符合下列规定:控制开关及保护装置的规格、型号应符合设计要求;保护装置动作应准确、可靠;主开关的辅助开关切换动作应与主开关动作一致;柜、箱、盘上的标识器件应标明被控设备编号、名称和操作位置,接线端子的编号应清晰、工整、不易脱色;回路中的电子元件不应参加交流工频耐压试验,48 V 及以下回路可不做交流工频耐压试验。

(2)电力变压器安装。电力变压器应按《电气装置安装工程电气设备交接试验标准》(GB 50150—2006)的规定进行交接试验。其安装应符合国家相关标准的规定,并通过电力部门检查认定。变压器不应有渗油现象;绝缘油应符合要求,油位指示应正确。接地装置引出的接地干线应与变压器的低压侧中性点直接连接。

（3）电缆与管线安装。电缆敷设前应检查电缆的型号、规格与编号等;电缆外表应无破损、无机械损伤、排列整齐,标志牌的安装应齐全、准确、清晰。电缆的固定、弯曲半径与间距等应符合设计要求。

金属的导管和线槽、桥架、托盘与电缆支架应接地(PE)或接零(PEN)可靠。当设计无要求时,金属桥架或线槽全长不应少于2处与接地(PE)或接零(PEN)干线连接。电缆支架、支撑、桥架、托盘的固定应牢固可靠。

汇线槽应平整、光洁、无毛刺,尺寸准确,焊接牢固。电缆保护管不应有变形及裂缝,内部应清洁、无毛刺,管口应光滑、无锐边,保护管弯曲处不应有凹陷、裂缝和明显的弯扁。

当电缆进出构筑物、建筑物、沟槽及穿越道路时,应加套管保护。电缆管线与其他管线的间距应符合设计要求。电缆沟内应无杂物,盖板应齐全、稳固、平整,并应满足设计要求。

（4）接地与防雷装置。设置人工接地装置或利用水工构筑物、建筑物基础钢筋作为接地装置,其接地电阻值均应符合设计要求,接地应良好。接地装置应在地面以上,按设计位置设置测试点。除埋设在混凝土中外,焊接接头均应采取防腐措施。

建筑物顶部的避雷针、避雷带等应与顶部外露的其他金属物体连成一个整体的电气通路,且与避雷引下线连接可靠,并应符合《建筑物防雷设计规范》(GB 50057—1994(2000版))的规定。避雷针、避雷带的位置应正确,焊缝应饱满无遗漏,焊接部分补刷的防腐油漆应完整。

4)计量设备及自控仪表安装

（1）计量设备。流量计上、下游直管段长度和安装支撑方式应符合产品说明书和设计文件的要求。电磁流量计的外壳、被测流体和管道连接法兰三者之间应做等电位连接,并应接地。超声波流量计上、下游直管段长度应符合产品说明书的要求;被测管道内壁不应有影响测量精度的结垢层或涂层。水表的安装应使其流向标记与管道水流方向一致,标度盘呈水平。水表的进出口端应有直管段,进口端直管长度应不少于10倍水表公称直径,出口端应不少于5倍公称直径;尚应符合水表产品说明书的要求,条件不能满足时,应设置整流装置。

（2）自控仪表。仪表及电气设备接线前,应校线并标号。仪表及电气设备易受振动影响时,接线端子上应加弹簧垫圈。

在安装前和安装后,应根据有关标准和技术文件分别进行单体调试、系统调试。系统调试包括:检测、调节、连锁报警、顺序控制系统的调试。浊度、余氯、pH、水温、水位、压力、流量等自动测量仪表的安装,应保护好传感的灵敏性。

5.2.2 工程验收

5.2.2.1 分项工程验收

申报分项工程验收,施工单位应预先1个工作日向监理单位书面提出。分项工程验收记录表应符合《建筑工程施工质量验收统一标准》(GB 50300—2001)附录E的规定。分项工程验收应由监理工程师组织项目专业技术负责人进行。分项工程中的主控项目应进行全检,一般项目可进行抽检,抽检数量应由建设和监理单位共同确定。

分项工程对质量控制包括两个方面:一是对材料与设备的质量控制,二是对施工质量控制。施工质量控制分施工准备阶段、施工作业阶段与施工验收阶段三个阶段。显然,施工作业阶段的质量控制是最基本的质量控制,它决定了分项工程的质量,从而决定了分部与单位工程的质量。

5.2.2.2 分部工程验收

饮水安全工程建设进行到一定时期后,工程施工中某一个或几个分部工程中的所有分项工程已经施工完毕,且质量全部合格,施工单位对分部工程资料整理完备后,应预先 3 个工作日向监理或建设单位书面提出申报。为保证分部工程验收资料的完整程度和整理质量,施工单位应在施工准备工作和施工过程中,从组织结构到原材料,从仪器检测到施工过程进行全面的质量控制,并保留可以追溯的质量资料。

分部工程验收由验收工作组负责;验收工作组由项目法人或监理主持,设计、施工与运行管理单位有关专业技术人员参加。分部工程验收的主要工作是:检查工程是否按批准设计完成;检查工程质量,对工程缺陷提出处理要求;对验收遗留问题提出处理意见。分部工程验收签证应符合《水利水电建设工程验收规程》(SL 223—2008)中的规定。

5.2.2.3 单位工程验收

申报单位工程验收,施工单位应预先 5 个工作日向监理或建设单位书面提出。单位工程验收的条件是该单位工程的所有分部工程已施工完毕。单位工程验收的主要工作是:检查工程是否按批准设计完成;检查工程质量,对工程缺陷提出处理要求;检查工程是否具备安全允许条件;对验收遗留问题提出处理意见;主持单位工程移交。

单位工程完工后,施工单位应自行组织有关人员进行检查,并向建设单位提交工程验收报告,建设单位收到工程验收报告后,由项目法人主持,组建验收委员会,由监理、设计、施工、运行管理等单位专业技术人员组成,每个单位一般以 2～3 人为宜。单位工程验收鉴定书应符合《水利水电建设工程验收规程》中的规定。

在单位工程验收以后,应进行工程试运行。试运行合格后,方可进行竣工验收。

5.2.2.4 试运行

工程按审批的项目全部完成后,应至少经过 15～50 d 的试运行期,且设计单位、施工单位和供水管理单位应参与工程的试运行。

试运行前,应根据净水工艺要求按设计负荷对净水系统进行调试,定时检验各净水构筑物和净水设备的出水水质,做好药剂投加量和水质检验记录,在连续 3 次水质检验均合格后,方可进入整个系统的试运行。并应完成输水管道的试压、冲洗和消毒,以及完成水源工程施工验收。

整个供水系统投入试运行后,应定时记录机电设备的运行参数、药剂投加量、絮凝效果和消毒剂投加量,定时检验各净水构筑物和净水设备的出水浊度、出厂水余氯以及特殊水处理的控制性指标,每天检验一次出厂水的细菌学指标、记录沉淀池(或澄清池)的排泥情况和滤池的冲洗情况。

投入试运行 72 h 后,应定点测量管网中的供水流量和水压,对出厂水和管网末梢水各进行一次全分析检验。当水量、水压、水质合格,设备运转正常后,方可进入试运行观察期,观察期应按水厂管理要求做好各项观测记录和水质检验。

5.2.2.5 竣工验收

饮水安全工程竣工验收是工程建设的重要程序,它是在施工单位已完成整体工程的前提下,并试运行合格后,工程投入使用前,对饮水安全工程质量达到合格与否做出确认,竣工验收是最重要的一次验收。验收前,应完成管理单位组建、管理制度制定与管理人员的技术培训。

申报工程竣工验收,施工单位应预先 10 个工作日向监理或建设单位书面提出。竣工验收主持单位组成应符合《水利水电建设工程验收规程》的规定。竣工验收工作由竣工验收委员会负责,其组成应符合《水利水电建设工程验收规程》中的规定:"竣工验收工作由竣工验收委员会负责。竣工验收委员会由主持单位、地方政府、水行政主管部门、银行(贷款项目)、环境保护、质量监督、投资方等单位代表和有关专家组成";"工程项目法人、设计、施工、监理、运行管理单位作为被验收单位不参加验收委员会,但应列席验收委员会会议,负责解答验收委员的质疑。"

竣工验收鉴定书应符合《水利水电建设工程验收规程》中的规定,竣工验收主要报告编制大纲可参照《水利水电建设工程验收规程》中的规定。

竣工验收准备工作:整理工程技术资料、分类立卷;分项工程、分部工程、试运行、单位工程的验收报告;工程试投产或工程使用前的准备工作;编写竣工决算分析。

竣工验收应由建设单位、监理单位、设计单位、施工单位、管理单位、质量监督和卫生部门,以及用户代表参加。

验收时,首先听取并讨论预验收报告,核验各项工程技术档案资料,然后进行工程实体的现场复查,最后讨论竣工验收报告和竣工鉴定书,合格后在工程竣工验收书上签字盖章。

验收时,应对供水系统的安全状况和运行状况进行现场查看分析,并实测其供水能力、各净水构筑物和净水设备的出水浊度、出厂水余氯以及特殊水处理的控制性指标。

验收过程中若发生意见分歧,应通过深入调查研究,充分协商解决,验收委员会有裁决权。如某些问题被认为不宜在现场裁决,则应报请主管部门决定。对工程遗留问题,验收委员会应提出处理意见,责成有关单位落实处理、限期完成,并补行验收。

(1)验收标准。供水能力、水质、水压均应达到设计要求,工程质量应无安全隐患,否则为不合格工程。

机井应符合《供水管井技术规范》(GB 50296—99)的规定;

构(建)筑物应符合《给水排水构筑物工程施工及验收规范》(GB 50141—2008)的规定;混凝土结构工程应符合《混凝土结构工程施工质量验收规范》(GB 50204—2002)与《泵站安装及验收规范》(SL 317—2004)的规定;

砌体结构工程应符合《砌体工程施工质量验收规范》(GB 50203—2002)的规定;

管道工程应符合《给水排水管道工程施工及验收规范》(GB 50268—2008)的规定;

机电设备应符合《泵站施工规范》(SL 234—1999)、《泵站安装及验收规范》(SL 317—2004)、《电气装置安装工程电气设备交接试验标准》(GB 50150—2006)与《自动化仪表工程施工及验收规范》(GB 50093—2002)的规定。

雨水集蓄利用工程应符合《雨水集蓄利用工程技术规范》(SL 267—2001)的规定。

（2）验收注意事项。①遗留问题的处理：一般来说，工程竣工验收后，施工单位对遗留尾工不够重视，遗留尾工拖延时间长，迟迟不能完工，建设单位也很棘手。工程竣工验收后，一定要明确尚未完成的尾工项目，拟采取的措施，遗留尾工的完成时间，完成后如何验收，以保留金为担保，督促施工单位尽快完成。②及时完善资料，达到归档要求：竣工验收过程中，参建各方的资料中或多或少地会出现这样那样的问题，竣工验收委员会指出后，因无法监督，个别单位将资料放在一边，不去及时改正，往往造成资料的永久性错误。为此，竣工验收委员会应责成参建各方对资料中存在的问题限期进行改正，由建设单位负责检查核实。否则，建设单位不予接收资料，采取经济手段，促使参建各方认真整改。移交档案资料时，档案管理人员应仔细检查，确认达到归档要求后予以接收。③加强保修期的管理：工程项目经竣工验收合格后，即可办理交接手续，将工程项目的所有权移交给建设单位，由建设单位下属的运行管理单位进行运行管理。工程项目交付使用后，按照有关规定和施工合同的要求进行保修，一般以一年为保修期限。保修期是工程内在的、隐蔽的质量问题容易暴露的时期，通过试运行，有些质量问题会暴露出来，形成质量缺陷。

在工程项目中，要加强这一阶段的质量管理，发现问题，查找原因，属于施工过程中造成的工程质量问题，由施工单位进行维修，限期处理。维修期间，监理单位进行监督、检查和验收，保证修复质量，确保工程面貌完整。

第6章 农村饮水安全工程运营管理

6.1 水源保护与管理

6.1.1 地表水水源保护

（1）取水点周围半径100 m 的水域内，应严禁捕捞、网箱养鱼、放鸭、停靠船只、洗涤、游泳等可能污染水源的任何活动，并设置明显的范围标志和严禁事项的告示牌。

（2）取水点上游1 000 m 至下游100 m 的水域，不应排入工业废水和生活污水；其沿岸防护范围内，不应堆放废渣、垃圾，不应设立有毒、有害物品的仓库和堆栈，不应设立装卸垃圾、粪便和有毒有害物品的码头，不应使用工业废水或生活污水灌溉及施用持久性或剧毒的农药，不应从事放牧等有可能污染该段水域水质的活动。

（3）以河流为供水水源时，根据实际需要，可将取水点上游1 000 m以外的一定范围河段划为水源保护区，并严格控制上游污染物排放量。受潮汐影响的河流，取水点上、下游及其沿岸的水源保护区范围应根据具体情况适当扩大。

（4）以水库、湖泊和池塘为供水水源时，应根据不同情况的需要，将取水点周围部分水域或整个水域及其沿岸划为水源保护区，防护措施与上述要求相同。

（5）输水渠道、作预沉池（或调蓄池）的天然池塘，防护措施与上述要求相同。

6.1.2 地下水水源保护

（1）地下水水源保护区和井的影响半径范围应根据水源地所处

的地理位置、水文地质条件、开采方式、开采水量和污染源分布等情况确定,且单井保护半径不应小于50~100 m。

(2)在井的影响半径范围内,不应再开凿其他生产用水井,不应使用工业废水或生活污水灌溉和施用持久性或剧毒的农药,不应修建渗水厕所和污废水渗水坑、堆放废渣和垃圾或铺设污水渠道,不应从事破坏深层土层的活动。

(3)雨季,应及时疏导地表积水,防止积水入渗和漫溢到井内。

(4)渗渠、大口井等受地表水影响的地下水源,其防护措施与地表水源保护要求相同。

(5)地下水资源匮乏地区,开采深层地下水的水源井应保证生活用水,不宜用于农业灌溉。

6.1.3 泉室的运行维护

山区山泉较多,流量较大,水质较好,坡降较大。要利用好这些自然条件,使山泉水通过简单的供水系统(集水井、供水管道等)靠水自压来自流供水。其工程建设投资低,工程运行节资增效。

泉室是集取泉水的构筑物。对于上升泉可用底部进水的泉室,下降泉可用侧向进水的泉室。

泉室的维护应做好以下工作:

(1)检查泉水周边的排水沟是否运行正常,将周边的地表径流引走。如果排水沟运行不正常,对排水沟进行改造。用砾石或石头衬砌排水沟,加速排水速度,防止边坡的侵蚀。

(2)如果泉室周围围建篱笆,检查篱笆是否能有效防止动物进入泉水区。

(3)检查水质。如果暴雨后泉水浊度增加了,则表明地表径流进入并污染泉水了。要查清径流如何进入泉水,改进对泉水的保护措施。

(4)检查泉水盖板是否漏水。

(5)检查所有的泉水是否都进入泉水室。仔细观察泉水室周边是否有水渗出。如果有渗出,用黏土或者混凝土密封渗出处,保证所有的水都引入泉水室。

(6)清洁泉水系统。每年对泉水系统进行消毒一次,清除泉水室中的沉淀物。具体清洁步骤如下:打开盖子,打开出水阀,排空泉室中的水,如果泉室只有一条出水管和溢流管,用水泵或者桶把水排出,然后用小铲将室底的沉淀物铲掉。清洁完泉室后,用氯溶液对泉室墙壁进行清洗,氯应直接加入水中,并保持24 h。如果氯不能保持那么久,每隔12 h加氯一次,共两次,以保证完全消毒。

(7)检查管道上的滤网是否需要清洗。如果滤网被阻塞或者非常脏,应对它们进行清洁或者更换。

(8)泉室防山洪。设置于山区的泉室要严防洪水冲刷和洪水灌入集水管造成整个泉室的淤积。应在每年洪水期前,做好一切防洪准备,如详细检查泉室封闭是否牢靠,护坡、丁坝等有无问题等,洪水过后应再次检查并及时清淤,修补被损坏部分。

6.1.4 雨水收集系统的运行维护

(1)应经常清扫树叶等杂物,保持集水场与集水槽(或汇水渠)的清洁卫生。

(2)定期对地面集水场进行场地防渗保养和维修工作。

(3)地面集水场应用栅栏或篱笆围起来,防止闲人或牲畜进入使其损坏;周围宜建截流沟,防止受污染的地表水流入;集水场周围种树绿化可防止风沙。

(4)采用屋顶集水场时,为保证水质,应在每次降雨时,排弃初期降雨后,再将水引入简易净化设施。

(5)在贮水池的使用过程中,每年雨季前应掏淤一次,以保持正常的贮水容积,保证水质良好。掏淤时,应检查窖壁,如有损坏,要及时修补,当窖内水深仅有0.3 m时,应封窖停止使用,防止窖壁干裂。

(6)为防止污染,窖边严禁洗澡,洗衣服。

(7)如窖内滋生水生生物,应及时打捞,并投加漂白粉。

(8)如水窖发生浑水现象,应及时投加明矾溶液,使水凝聚沉淀澄清。严重时,应抽出全部窖水,查明原因,采取清淤、修补窖壁等措施。

(9)如果采用滤料过滤雨水时,当发现出水变浑浊或出水管出水不畅,水自溢流管溢出时,应清洗滤料。清洗时尽可能分层将滤料挖出来,分别清洗,清洗后再依粒径先大后小的顺序,放入池内,每层均应铺平。

6.2 工艺运行与管理

6.2.1 池塘、湖泊、水库、河水取水构筑物的维护

6.2.1.1 取水维护

取水构筑物的进水管主要有自流管、进水暗渠、虹吸管、明渠(引水廊道)。自流管一般采用钢管、铸铁管和钢筋混凝土管。虹吸管要求严密不漏气,通常采用钢管,当埋在地下时,亦可采用铸铁管。进水暗渠一般用钢筋混凝土,也有利用岩石开凿衬砌而成。

自流管一般埋设在河床下 0.5~1.0 m,以减少其对江河水流的影响和免受冲击。自流管如需敷设在河床上时,须用块石或支墩固定。自流管的坡度和坡向应视具体条件而定,可以坡向河心、坡向集水间或水平敷设。

1)自流管清淤

清淤主要消除进水管内的泥沙淤积。通常采取顺冲和反冲两种方法。

(1)顺冲法。顺冲时关闭一部分进水管,使全部水量通过待冲的一根进水管,以加大流速的方法来实现冲洗;或在河流高水位时,先关闭进水管上的阀门,从该格集水间抽水至最低水位,然后迅速开启进水管阀门,利用河流与集水间的水位差来冲洗进水管。顺冲法比较简单,不需另设冲洗管道,但附在管壁上的泥沙难于冲掉,冲洗

效果较差。

（2）反冲法。将泵房内出水管与引水管连接,利用水泵压力水或高位水池水进行反冲洗,冲洗时间一般约需 30 min。

2）虹吸引水管的维护

虹吸引水管的轻微漏气将使虹吸管投入运行时增加抽气时间,减少引水量,严重时会导致停止引水。日常运行时,要避免在振动较大的情况下进行;定期检查引水管的各个部件、接口、焊缝有无渗漏现象,外壁保护涂料有无剥落和锈蚀情况,发现问题,及时检修。

3）引水廊道的维护

引水廊道一般采用矩形断面,廊道内采用耐磨材料衬砌,以抵抗砂砾的磨损。廊道一般按无压流考虑,因此廊道内水面以上应留有 0.2~0.3 m 的保护高度。为了避免泥沙淤积,廊道内的流速从起端到末端逐渐增大,并大于泥沙的不淤流速。廊道起端流速不小于 1.2 m/s,末端流速不小于 2 m/s。

如果在引水廊道内淤积泥沙,则用 196~490 kPa（2~5 kg/cm^2）的高压水进行冲洗。

6.2.1.2 低坝式取水运行维护

低坝主要用来抬高水位和拦截足够的水量。水坝的维护主要是防止溢流时候河床受到冲刷,一般要在坝的下游一定范围内用混凝土或浆砌块石铺筑护滩,护滩上一般设齿栏进行消能。

为了防止上下游水位差作用下,从上游经过坝基土壤向下游渗透,上游河床应用黏土或者混凝土作防渗铺盖。黏土铺盖上需设置厚度 30~50 cm 的砌石层,加以保护,有时候还需要在坝基打入板桩或砌筑齿墙防渗。

6.2.1.3 缆车式取水构筑物的运行与管理

缆车式取水构筑物在运行时应特别注意以下问题:

（1）应随时了解河流的水位涨落及河水中的泥沙状况,及时调节缆车的取水位置,保证取水工作的顺利进行。

（2）在洪水到来时,应采取有效措施保证车道、缆车及其他设备的安全。

(3)应注意缆车运行时的人身与设备的安全,管理人员进入缆车前,每次调节缆车位置后,应检查缆车是否处于制动状态,确保缆车运行时处于安全状态。

(4)应定期检查卷扬机与制动装置等安全设备,以免发生不必要的安全事故。

缆车式取水构筑物运行时,其他注意事项与一般泵站基本相同。

6.2.1.4 防漂浮物措施

对于河水取水构筑物,水流所挟带的漂浮物,在山区多是树枝、树叶、水草、青苔、木材,在平原及河网地区还会有稻草、鱼、虾等。这些水草、杂物不仅漂浮在水面上,也浮沉于各层水之中,特别是每年汛期第一、二次洪水中,水草杂物特别多。由于水流的影响,很容易聚集于进水孔和取水头部的格栅和格网上,严重时会把进水孔和取水头部堵死,造成断流事故,是江河取水构筑物日常维护管理的重点。

(1)防草措施。在河网地区、取水口附近的河面上,常设置防草浮堰、挡草木排等,以阻止漂浮在水面上的杂物靠近取水头部和进入水泵。防草浮堰、挡草木排的顶部标高要高于20年一遇的洪水位30 cm,挡草木排间距为1~5 cm。

(2)改进格栅。在取水头部或进水间的进水孔上设置格栅,以拦截水中粗大漂浮物和鱼类。当格栅不能有效拦截时,可采用增加栅条数量和在栅条上增设横向钢筋等措施。

(3)加强管理。建立巡回检查制度,一般每天检查一次。在汛期,应增加检查次数,发现有堵塞现象要及时采取措施,以免延误。

6.2.1.5 抗洪、防汛措施

取水泵房紧靠河道的,每年的防汛工作至关重要。主要采取以下防汛措施。

(1)物资准备。在汛前应根据实际需要,备全备足防汛物资。常用的防汛物资有土、砂、碎石、块石、水泥、木材、毛竹、草袋、铅丝、绳索、圆钉和照明、挖掘工具等。

（2）防汛前检查。在防汛前要对取水头部、进水管、闸门、渠道、堤防以及河道、内阻水障碍物等所有工程设施做一次全面细致检查，发现隐患应及时消除。

（3）堤防的巡查。取水头部与进水泵房附近的堤防，直接关系到水源的安全。在汛期，特别是水情达到警戒水位时要组织巡查队伍，建立巡查、联络及报警制度。查堤要周密细致，在雨夜和风浪大时更要加强对堤面、堤坡出现的裂缝、漏水、涌水现象的观察。

（4）防漫顶措施。当水位越过警戒水位，堤防有可能出现漫顶前，要抓紧修筑子堤，即在堤防上加高，一般采用草袋铺筑。草袋装土七成左右，将袋口缝紧铺于子堤的迎水面。铺筑时，袋口应向背水侧互相搭接、用脚踩实，要求上下层缝必须错开，待铺叠至可能出现的水面所要求的高度后，再在土袋背水面填土夯实。填土的背水坡度不得陡于 1:1。

（5）防风浪冲击。堤防迎水面护坡受风浪冲击严重时，可采用草袋防浪措施。方法是用草袋或麻袋装土（或砂）七成左右，放置在波浪上下波动的位置。袋口用绳缝合并互相叠压成鱼鳞状。也可采用挂树防浪，即将砍下的树叶繁茂的灌木树梢向下放入水中，并用块石或砂袋压住，其树干用铅丝或竹签连接在堤顶的桩上。木桩直径 0.1～0.15 m，长 1.0～1.5 m，布置成单桩、双桩或梅花桩。

6.2.2 混凝反应池的维护

6.2.2.1 混凝反应设施运行与管理

混凝反应设施运行与维护包括日常维护、定期维护等。

（1）日常维护。每日检查投药设施运行是否正常，储存、配制、传输设备有否堵漏，设备的润滑、加注和计量是否正常；每日检查机械混合装置运行状况，加注润滑油；保持环境和设备的清洁。按混凝要求，注意池内和出口处絮体情况，在原水水质发生变化时，要及时调整加药量。

（2）定期维护与大修。每月检查维修投加设施与机械搅拌，做到不渗漏、运行正常；每年对混合池、絮凝池、机械和电气设施进行一次解体修理或更换部件，金属部件应油漆一次。加药间和药库应5年大修一次，混合设施及机械传动设备应1~3年进行修理或更换。

（3）运行控制参数的技术测定。在运行的不同季节应对絮凝池进行技术测定。测定内容包括：入池流量、进出口流速、停留时间、速度梯度的验算及记录测定时的气温、水温和水的 pH 值等。

6.2.2.2　反应池运行与管理

1）隔板反应池

（1）隔板反应池对原水的缓冲能力差，每隔 1 h 检测原水的浊度、流量等指标，及时调整混凝剂的投加量。定期监测积泥情况，避免絮体在絮凝池中沉淀。如难以避免时，应采取相应排泥措施。

（2）隔板絮凝池在转弯处絮体易破碎，要每隔 2 h 观察水中絮体情况，并记录。

（3）当原水属于低浊、多藻微污染水时，水中的藻类多、有机物多、浊度低、颗粒少而导致相互碰撞机会少、絮凝效果差，宜采取预加氯措施。

（4）当原水中藻类密度较大时，应定期清洗板壁上的藻类代谢物。

（5）初次运行隔板反应池时进水速度不宜过大，防止隔板倒塌、变形。

2）折板反应池

折板反应池将隔板反应池的平板隔板改成一定角度的折板。折板波峰对波谷平行安装称"同波折板"，波峰相对安装称"异波折板"。与隔板式相比，水流条件大大改善，有效能量消耗比例提高，但安装维修较困难，折板费用较高。

（1）折板反应池日常维护：每隔 1 h 检测原水的浊度等指标，及时调整混凝剂的投加量；每隔 4 h 检测原水的碱度等指标，及时调整原水 pH 值；每隔 2 h 观察水中絮体情况，并记录；正常情况排泥周期为 72 h,当原水碱度低需要投加石灰等时,排泥周期宜为 36 h。

(2)当原水属于低浊、多藻微污染水时,水中的藻类多、有机物多、浊度低、颗粒少而导致相互碰撞机会少、絮凝效果差,宜采取预加氯措施。

(3)当原水中藻类密度较大时,应定期清洗板壁上的藻类代谢物。

3)网格(栅条)反应池

网格(栅条)反应池设计成多格竖井回流式。每个竖井安装若干层网格或栅条,各竖井间的隔墙上、下交错开孔,进水端至出水端逐渐减少,一般分 3 段控制。前段为密网或密栅,中段为疏网或疏栅,末段不安装网、栅。

(1)网格(栅条)反应池日常维护:每隔 1 h 检测原水的浊度等指标,及时调整混凝剂的投加量;每隔 4 h 检测原水的碱度等指标,及时调整原水 pH 值;每隔 2 h 观察水中絮体情况,并记录。

(2)末段清洗。网格(栅条)反应池末端絮体流速较低,易造成池底积泥现象。每隔半年要进行清洗除淤。

(3)当原水属于低浊、多藻微污染水时,网格上易滋生藻类,甚至堵塞网眼,要进行预氯处理,并定期冲洗网格。

6.2.3 沉淀池与澄清池维护

原水经过投药、混合、絮凝后,水中微小颗粒絮凝成肉眼可见的体积较大的絮凝体,进入后续的沉淀池。沉淀池的主要作用是使矾花即水中的杂质依靠重力作用从水中分离出来使浑水变清。

澄清池将混凝与沉淀两个过程集中在同一个处理构筑物中进行,并循环利用活性泥渣,使经脱稳的细小颗粒与池中活性泥渣发生接触絮凝反应,进而使水得以净化。澄清池具有絮凝效率高、处理效果好、运行稳定、产水率高等优点。

6.2.3.1 沉淀池的类型及其维护管理要求

斜板(管)沉淀池是在沉淀池中装置许多间隔较小的平行倾斜

板或倾斜管,因此斜板(管)沉淀池具有沉淀效率高、在同样出水条件下池容积小、占地面积少;在相同颗粒沉淀效果的条件下,单位池面面积的产水率是平流式沉淀池的 6~10 倍。

斜板(管)沉淀池按水流方向分有上向流、侧向流与同向流 3 种,目前应用较多的是上向流斜板(管)沉淀池。原水经投加混凝剂絮凝后生成矾花,由整流配水板均匀流入配水区,自下而上通过斜板(管),在斜板(管)内泥水分离,清水从上部经集水区,通过集水槽送出池外,斜板(管)上的沉泥借重力滑落到积泥区,由穿孔排泥管或其他排泥设施定期排出池外。

1)斜板(管)沉淀池的运行与维护

(1)斜板(管)沉淀池的缓冲能力及稳定性较差,对前置的混凝处理运行稳定性要求较高,对絮凝水样的目测应每小时不少于一次。

(2)斜板(管)内易产生积泥,需及时排泥。穿孔管式排泥装置必须保持快开阀的量完好、灵活和排泥管畅通,排泥频率应每 8 h 不少于一次。

斜板(管)沉淀池常见积泥原因及解决措施:①原因。当原水属于低浊、多藻微污染水时,水中的藻类多、有机物多、浊度低、颗粒少而导致相互碰撞机会少、絮凝效果差,故在絮凝池末端出现矾花少、矾花粒径小、松散和絮体质量小的现象,造成矾花聚积在斜板(管)表面;在沉淀池进水口处缺乏稳流措施(配水区的设计是为了使已形成的矾花不致被打碎并使絮凝池出水均匀地流入斜管沉淀池的配水区),絮凝池出口也应有整流措施;因斜板(管)沉淀池沉淀效率高而使单位面积的积泥量较多,因此对排泥的要求也高,而该厂沉淀池中的穿孔排泥管排泥不彻底(特别是在管的末端淤积的污泥较多),尽管 4 h 排泥一次也不能彻底排净,对沉淀效果存在一定影响。②解决措施。增加预处理;改进后沉淀池进水端水流状态十分稳定,消除了大块积泥上浮现象;增投助凝剂可适当延缓斜板(管)上部积泥的时间,改善沉淀池出水水质;在斜板(管)上部增设机械刮泥桁车可除去斜板(管)上部的积泥,但此法治标不治本。

(3)斜板(管)沉淀池的系统运行需加强对以下几个因素的控制:①靠水力混合的混合器应尽量按设计负荷运行水流速度。确保水头损失使原水在管道混合器中剧烈紊动、充分碰撞。②絮凝池出水穿孔墙的过孔流速要足够小,配水区的起端流速要低一些。减少水流的速度梯度,避免已形成的矾花被破碎。③加强斜板(管)沉淀池的排泥控制。在斜板(管)沉淀池内相关部位设置泥位测定装置加强监控;在排泥盲区增设小型排泥设备如潜污泵适时排泥;并定期清除斜板(管)表面的积泥。④絮凝反应池及整流缓冲区也要适时排泥,将沉积的泥及时排出。

2)自然沉淀池的运行与维护

自然沉淀池是一种历史悠久的沉淀池型,因为它具有构造简单、池深浅、造价低、操作维护方便、对原水水质水量变化适应能力强、药耗和能耗低、便于排泥等优点。最近的新型沉淀池是利用反应室下部容积作为悬浮沉渣区,上作为水的澄清区,在澄清区的上部设有收集澄清水的穿孔,其构造与现有沉淀池的区别是增加一垂直隔墙,将反应分隔成几个悬浮物沉淀区,在沉淀区的下部设有与中间廊相连接的孔洞,在中间廊道上装有排渣管。

沉淀池主要运行控制指标如下:

(1)水力停留时间是指原水在沉淀池中实际停留时间,是沉淀池设计和运行的一个重要控制指标。设计规范规定为 $2.0 \sim 4.0$ h。停留时间过短,难以保证出水水质。

(2)水平流速是指水流在池内流动的速度。水平流速的提高有利于沉淀池体积的利用,一般在 $10 \sim 20$ mm/s 范围内比较合理。

沉淀池的运行与维护直接影响沉淀出水水质并反馈混凝效果。在水厂管理中,沉淀池的管理往往是与加药、混凝统一管理:

(1)掌握原水水质和处理水量的变化,以正确地确定混凝剂投加量。

(2)出水水质控制,沉淀池出口应设置质量控制点,出水浊度宜控制在 3 度以下。

（3）及时排泥，沉淀池运转中及时排泥极为重要。若排泥不及时，池内积泥厚度升高，会缩小沉淀池过水断面，相应缩短沉淀时间，降低沉淀效果，最终导致出水水质变坏。但排泥过于频繁又会增加耗水量。穿孔管排泥是在池底设置多排穿孔管，利用水池内水位和穿孔管外水位差将污泥定期排出池外，但孔眼易堵，影响排泥效果。穿孔管排泥时，排泥周期视原水浊度不同，通常为每 3~5 h 排泥一次，每次排泥 1~2 min，每年需定期放空 1~2 次。

（4）防止藻类滋生、保持池体清洁卫生。原水藻类含量较高且除藻不当时，藻类会在沉淀池中滋生。对此，应采取适当的预处理措施，杀灭滋生的藻类。沉淀池内外都应经常清理，保持环境卫生。

6.2.3.2　澄清池的运行管理与维护

澄清池是利用池中的泥渣与凝聚剂，以及原水中的杂质颗粒相互接触、吸附，以达到泥水分离的净水构筑物，它具有生产能力高，处理效果好等优点。其集混凝、反应、沉淀于一体的净水构筑物，它是给水处理中最常见的水处理设施之一；并循环利用活性泥渣，使经脱稳的细小颗粒与池中活性泥渣发生接触絮凝反应，大大提高了沉淀效率，使水得以净化。

澄清池分为泥渣循环型和泥渣悬浮型两种形式。

（1）泥渣循环型：泥渣循环型澄清池是利用水力或机械的作用使池中部分活性泥渣不断回流，泥渣在循环过程中不断发生接触絮凝作用，使水中杂质得以去除。常用的泥渣循环型澄清池有机械搅拌澄清池与水力循环澄清池。浏阳永安水厂采用的就是水力循环澄清池。

（2）泥渣悬浮型：泥渣悬浮型澄清池工作原理，加药后的原水从池底部进入向上流动，水的上升流速使活性泥渣保持悬浮状态，进水中的细小颗粒在随水流通过泥渣层时发生接触絮凝作用，使水得以澄清。

常用的泥渣悬浮型澄清池有脉冲澄清池与悬浮澄清池。

1)澄清池运行管理的基本要求

对澄清池运行管理的基本要求是:勤检测、勤观察、勤调节,特别要重视投药和排泥两个环节。

(1)投药量调整:澄清池的投药与运行不应间歇进行。根据进水量和水质的变化及时调整混凝剂的投加量,以保证出水符合要求。

(2)排泥及时:澄清池中泥渣层浓度应保持不变,及时排泥是保证澄清池正常运行的关键之一。要正确掌握澄清池排泥周期和排泥时间,既要防止泥渣浓度过高,又要避免出现活性泥渣被大量排出池外,降低出水水质。泥渣浓度和出水水质是有一定关系的(见表6-1)。

表6-1　泥渣浓度和出水水质的关系

泥渣浓度(mg/L)	出水浊度(NTU)
1 500 ~ 2 000	5 ~ 7
1 000 ~ 1 500	7 ~ 10

泥渣浓度的控制方法:控制泥渣面高度,在设计泥渣面附近设置活动取样管或在池壁设观察窗检查泥渣面位置。当泥渣面上升到设计位置时开始排泥。

2)澄清池的检修

澄清池最好每年放空1 ~ 2次,检修时间宜放在用水低峰季节进行。进行检修的主要内容有:彻底清洗池底与池壁积泥,维护各种闸阀及其他附属设备,检查各取样管是否堵塞。

3)水力循环澄清池

水力循环澄清池是一种泥渣循环型澄清池,它是靠水流条件来完成矾花的悬浮、均匀混合和工作的稳定性,以保证接触凝聚区的工作要求,达到泥水分离的目的。

(1)注意泥渣回流量的控制。水力循环澄清池在运行过程中,排泥为人工控制,如果人为控制不善经常造成活性泥渣不足,或是旧泥渣过剩,使水力分布不均,失去原有平衡,形成不良的水力循环,既浪费了人力、物力,又增大了维护检修费用。

(2)注意原水水质的变化。原水浊度低或短时间内水量、水质和水温变化较大时,运行效果不够稳定,适应性较差,在一定程度上抑制了水力循环功能的发挥。当原水水质变化时注意调节混凝剂投量、排泥周期,有条件的适当投加石灰、助凝剂。

(3)安装自动排泥装置。取消澄清池内壁的两只泥渣浓缩斗,设置池底泥渣浓缩室,安装自动排泥装置。该装置根据池内运行工况要求,自动采集池底泥渣浓缩室泥渣层界面浊度指数,在确保活性泥渣能正常发挥作用的前提下,实行全自动排泥控制。有效地克制因人为控制因素造成的活性泥渣不足或是旧泥渣过剩,从而产生水力分布不平衡,形成不良的水力循环,影响净水效果。

4)机械搅拌澄清池的运行与维护

(1)初次运行与正常运行。初次运行进水流量控制在设计流量的 1/2 ~ 2/3,投药量应为正常投加量的 1 ~ 2 倍;当澄清池开始出水时,观察分离区与絮凝室水质变化情况,以判断并调整投药量与(低浊度时)投泥量;絮凝室泥渣沉降比达标后,方可减少药量,间隔增加水量;采用较大的搅拌强度和提升量,以促进泥渣层的形成;初次运行出水水质不好时,应排入下水道,不能进入滤池。

正常运行后,每隔 1 ~ 2 h 测定一次出水浊度、水温和 pH 值,水质变化频繁时,应增加测定次数;在掌握沉降比与原水水质、药剂投加量、泥渣回流量及排泥时间之间关系的基础上,确定沉降比控制值与排泥间隔时间。

在不得不停池的情况下,停止运转时间不宜太长,以免泥渣积存池底被压实和腐化;重新运行时,应先排除池底积存泥渣,以较大水量进水;适当增加药剂投加量,使底部泥渣有所松动并产生活性后,再减少进水量;待出水水质稳定后,方可逐渐恢复到正常药剂投加量和进水量。

(2)特殊注意事项。起始运行时按机电维护管理和操作要求,对搅拌器及其动力设备进行检查。启动搅拌电机应从最低转速开始,待电机运转正常后再调整到所需的转速。开始运行时的搅拌机转速控制在 5～7 r/min,叶轮开启度适当下降。调节转速时要缓慢,叶轮提升可在运转中进行,叶轮下降必须要在停车后操作。池子短期停水时搅拌机不可停顿,否则泥渣将沉积、压实并使泥渣活性消失。

(3)保养、维护与大修。电机与齿轮箱应按规定的时间进行保养和维修,齿轮油每星期检查一次,不足时应及时添加;要经常检查搅拌设备的运转情况,注意声音是否正常、电机是否发热,并做好设备的擦拭清洁工作。

5)其他情况时的处理

(1)低温低浊时,为了提高混凝效果,往往投加助凝剂,也可适当投加黄泥以增加泥渣量,保证泥渣层浓度;要适当减少排泥,尽可能保持较高的泥渣沉降比,以保证运行正常,满足出水水质要求。

(2)原水碱度不足时,混凝效果不良,以致形成矾花过少,不利于形成活性泥渣层和接触絮凝作用。可投加石灰,提高混凝效果。

6.2.4　滤池维护

6.2.4.1　滤池的运行与维护

1)普通快滤池的运行

普通快滤池是应用最普遍的滤池,其运行由 4 个闸阀控制,冲洗水由专设的水塔或水泵供给。

(1)投产前的准备。检查所有管道和闸阀是否完好,排水槽上缘是否水平;初次铺设滤料应比设计厚度增加 5 cm 左右,保持滤料面平整,并清除滤池内杂物;进水检查,较慢流速进水,排除滤料内空气;新装滤料应在含氯量 0.3 mg/L 以上的溶液中浸泡 24 h,经检验滤后水合格后,冲洗两次以上方能投入使用。

(2)运行操作。徐徐开启进水阀,当水位上升到排水槽上缘时,徐徐开启出水阀,过滤开始。此时,应注意滤池出水浊度,待出水池浊度达到要求时,再将阀门全部开启。按要求控制滤速,记录过滤时间、出口浊度、水头损失等。当滤池滤层内水头损失达到额定值或出水浊度超过规定的指标或滤后水浊度大于 1 度时,即应停止过滤,进行冲洗。冲洗首先降低池水位至距滤层砂面 20 cm 左右,关闭过滤水阀。开启冲洗管上的放气阀释放残气后,逐渐开启冲洗阀至最大进行冲洗。冲洗时,排水槽和排水管应畅通,无塞水现象,按要求控制冲洗强度和滤层膨胀率。采用气水冲洗方式时,应防止空气过量造成跑砂。冲洗结束时,排水的浊度不应大于 15 度。

2)无阀滤池运行

无阀滤池分重力式或压力式两种。与快滤池相比,无阀滤池不用闸阀控制运行,其过滤与冲洗过程全部靠水力自动控制完成。无阀滤池自动运行,正常运行时只要每 1 ~ 2 h 记录无阀滤池的进、出水浊度,虹吸管上透明水位管的水位、冲洗开始时间、冲洗历时等。在滤层水头损失还未达到最大允许值,发现滤池出水水质变坏而虹吸又未形成时,应即刻采用人工强制冲洗。

滤池运行后每半年应打开人孔,对滤池全面检查,检查滤料是否平整、有无泥球或裂缝,池顶有无积泥并分析原因,采取相应措施。

重力式无阀滤池日常运行维护应注意的问题:

(1)滤料应严格筛选。在试冲洗时会带走一定量的细颗粒滤砂,因此在装料时应比要求厚度多装 50 mm。

(2)虹吸管、虹吸辅助管、抽气管、虹吸破坏管等应严格保证不漏气。虹吸辅助管一定要进行水封。虹吸破坏管要保证畅通。

(3)应定期检查滤料是否平整,有无泥球或裂缝等情况,并对滤池的过滤效果进行监测。

(4)进水量应保持平稳,不宜波动太大,更不应超过滤池设计能力。

(5)因水中带气而无法实现自动反洗时,应关掉进水,及时进行强制反冲洗,必要时增加强制反洗次数,以保证滤砂的清洁。

防止重力式无阀滤池滤层表面积泥的对策:

(1)在重力式无阀滤池的施工及管件安装过程中,水厂负责土建、工艺的技术人员要严格把关、分段验收,反复测量重点高程数据,如发现问题就要提出,主动配合,及时补救。

（2）对购进滤料层层把关,逐项验收。此外,从滤板的铺设到尼龙网的缝制、压板条的打孔、螺栓的拧固,从承托层的分层分级到滤料的每次装填厚度也都要道道把关,丝毫不能马虎。

（3）初次投入运行的滤池须多加 8～15 cm 厚的滤料,并放清水浸泡 24 h,以利滤料中空气的排出。然后反冲洗 3～5 次,并刮去细滤料或粉末。

（4）初次投入运行的滤池要注意调整好反冲洗强度调节器和虹吸破坏的高程,以满足初始的反冲洗强度和反冲洗时间要求。

（5）根据进水量和沉淀水浊度适时调整滤速,沉淀水浊度宜控制在 3～5 NTU。每年对滤池停池检查并进行含泥量分析,以确定是否要加料、换料等。

（6）当原水水质发生突变时,要及时分析原因并采取措施,如滤前加氯、投加助凝剂以及缩短滤池工作周期和调整反冲洗强度等,确保滤池运行良好。

3)虹吸滤池运行操作应注意事项

生产运行中,正常情况是看不到滤料层的,应认真操作管理,虹吸滤池运行特点是高工作水位正水头过滤。因此:①应始终保持前道工序有良好的净化效果,使进入滤池的水的浊度符合内控指标。一般水厂要求进入滤池的水浊度小于 3 NTU。②保证进水、排水虹吸系统正常,到时能自动形成或定时手动反冲洗,反冲洗效果符合规范($13～15$ L/($m^2 \cdot s$))的规定。要观察冲洗均匀情况,须记录初始排出水浊度和终止时的浊度情况,冲洗时间一般在 4～7 min 内。③每年在夏季用水高峰前后,对滤池放干检查,观察砂层表面洁净平整情况,铲除部分表层脏砂,新增部分洁净砂。当砂层表面出现凹凸不平、缝裂,或砂层含泥量大于3%～5%时,应更换砂层。正常情况下,应每8～9年翻砂1次。④做好日常运行记录。应填写运行日报表,特别是手动操作的虹吸滤池应有每日运行、停用累计小时数等原始记录。

6.2.4.2 滤池的管理维护

1)滤料和承托料的质量检验、保管与存放

(1)滤料的质量检验：滤料的质量直接影响过滤效果、出水水质、工作周期和冲洗水量。滤料的质量检验程序复杂,村镇集中供水一般需要委托大型水厂进行检验。

(2)保管与存放：滤料和承托料一般都包装在织物袋中,并有颜色标志,滤料在运输及存放期间应防止包装袋破损,使滤料漏失、相互混杂或混入杂物。不同种类和不同规格的承托层和滤料应分别堆放。

2)过滤设施的维护与检修

(1)日常保养：每日检查阀门、冲洗设备和电气仪表等的运行情况,进行相应的加注润滑油和清洁卫生保护。

(2)定期保养：对阀门、冲洗设备和电气仪表等,每月检查维修一次,每年解体修理一次或部分更换,金属件油漆一次。

(3)滤池检修及其质量：滤池、土建构筑物、机械不应超过 5 年进行一次大修。翻换全部滤料;根据集水管、滤砖、滤板、滤头、尼龙网等的损坏情况进行更换;阀门、管道系统、土建构筑物的恢复性修理;滤料应分层铺填平整,每层厚度偏差不得大于 10 mm,滤料经冲洗后,表层抽样检验,不均匀系数应符合设计要求,滤料应平整,并无裂缝和与池壁分离的现象。

6.2.5 消毒加氯机维护

1)加氯机运行维护

日常维护保养：保证氯瓶、加氯机及其组成部件、输氯系统、起重行车等装置的完好性,保洁。

定期保养与大修：①委托氯气生产厂在充装前维护保养。②定时清洗加氯机、清通和检修输氯管道与阀门,应每年更换安全阀、针形阀、弹簧膜阀、压力表等。

对于现场采用电解氯化钠制备氯气消毒剂的,需要根据厂家提供的规范进行操作维护。

氯是一种剧毒气体,空气中氯气浓度为 1 mg/kg 时,人体即会产生反应。空气中的氯气浓度为 15 mg/kg 时,即可危及人的生命。因此,在运行管理中,应特别注意用氯安全。加氯间不允许漏氯。如遇氯泄漏,必须立即检查原因并及时采取措施加以制止。加氯间的管理与维护如下:

(1)正确控制加氯量,确保出厂水的余氯要求,具体做好:掌握原水水质的变化,加强前后处理工序的联系,控制余氯量,并根据余氯量及时调整加氯量。

(2)加强设备维护,预防泄漏。所有设备要定期检查和维护,各种管道阀门要有专人维护,一旦发现漏气,立即调换。务必做好操作记录,使各种设备处于完好状态。

(3)氯中毒的紧急处理措施。在操作现场,一般将氯浓度限制在 0.006 mg/L 以下。当高于此值时,人体会有不同程度的反应。长期在低氯环境中工作会导致慢性中毒,表现为:眼膜刺激流泪;呼吸道刺激咳嗽,并导致慢性支气管炎;牙根炎、口腔炎、慢性胃肠炎;皮肤发痒等症状。短时间内暴露在高氯环境中,可导致急性中毒。轻度急性氯中毒表现为:喉干胸闷,脉搏加快等轻微症状。重度急性氯中毒表现为:支气管痉挛及水肿,昏迷或休克等严重症状。处理严重急性氯中毒事故,应采取以下方法:设法迅速将中毒者转移至新鲜空气中;对于呼吸困难者,严禁进行人工呼吸,应让其吸氧;如有条件,也可雾化吸入 5% 的碳酸氢钠溶液;用 2% 的碳酸氢钠溶液或生理盐水为其洗眼、鼻和口;严重中毒者,可注射强心剂。以上为现场非专业医务人员采取的紧急措施,如果时间允许或条件许可,首要的是请医务人员处理或急送医院。

2)二氧化氯发生器运行维护

(1)运行环境要求。二氧化氯发生器要求安装在室内工作,避免阳光直射,通风良好,设备工作环境要求 5~40 ℃。因二氧化氯具有强腐蚀性,在选择设备安装位置时应避免同其他电器设备置于同一房间,应单独设立设备间。设备间地面应铺设水泥地面(贴地砖更好),并设有冲洗用水源和排水下水道。二氧化氯气体比重比空气大,因此应在墙壁下部安装排风扇。

(2)原料使用和存放。设备使用的盐酸必须选用符合国家标准《工业用合成盐酸》(GB 320—2006)规定的总酸度≥31%的一级品,严禁使用废盐酸和含有机物、油脂的其他废酸,以及氢氟酸等酸类,避免因盐酸酸度不足造成设备报废。设备使用的氯酸钠必须选用应符合国家标准《工业氯酸钠》(GB/T 1618—2008)规定的氯酸钠含量≥99%的一级品的要求。原料氯酸钠应存放在干燥、通风、避光处,结块氯酸钠严禁撞碎使用;盐酸桶装要密封好。

(3)设备维护保养。①每天要检查,调整好动力水压;②设备进气口要经常检查保持与外界通畅;③液位计玻璃管中如有气泡产生,应立即更换密封圈;④吸料前后一定要把过滤头清洗干净;⑤要注意水射器、单向阀的清洁,以防堵塞;⑥计量泵管道如有泄漏,应立即进密封检查和处理;⑦进行设备清洗,每半年进行一次主机、原料罐、水射器、单向阀和球阀的清洗。清洗时,设备电源全部关闭;⑧随时保持室内通风,以防气体泄漏污染环境;⑨值班人员做好维护保养记录。

6.2.6 清水池、水塔的运行管理与维护

清水池、水塔是给水系统中调节流量的构筑物,并贮存水厂生产用水和消防用水。

6.2.6.1 清水池运行管理

(1)水位控制。必须设水位计,并应连续检测,或每4 h检测一次;严禁超上限或下限水位运行。

(2)卫生控制。清水池顶不得堆放污染水质的物品和杂物,池顶种植植物时,严禁施肥;检测孔、通气孔和人孔应有防护措施,以防污染水质。

（3）排水控制。清水池清刷时的排水应排至污水管道,并应防止泥沙堵塞管道;汛期应保证清水池四周的排水通畅,防止污水倒流和渗漏。

6.2.6.2　清水池维护

（1）日常保养。检查水位尺,清扫场地。

（2）定期维护。每 1~3 年清刷一次,且在恢复运行前消毒;每月检修阀门一次,对长期开或关的阀门,每季操作一次;机械传动水位计或电传水位计定期校对和检修;对池体、通气孔、伸缩缝等 1~3 年检修一次,并解体修理阀门,油漆铁件一次。

（3）大修维护。每 5 年对池体及阀门等全面检修,更换易损部件;大修后必须进行满水试验检查渗水。

6.3　主要设备运行与维护

6.3.1　水泵与水泵站的管理与维护

6.3.1.1　水泵的运行

水泵运行要求是安全可靠、高效率、低能耗,为达到这一目的,在运行管理中可采取下列措施:

（1）严格遵守安全操作规程,做好运行值班工作。

（2）定期进行机组检修,经常进行机组各个部件的检查维护、发现问题及时处理,使机组处于良好的技术状态。

（3）根据水泵特性,使机组经常在高效率区运行。

（4）进行有关技术指标的观测工作(如出水量、压力表、真空表读数、电流值等),以便于检查分析机组的运行状态。

水泵的运行包括启动前检查、机组启动与停机、运行中检查及故障排除。

6.3.1.2　启动前检查

（1）各分部检查:水泵启动前应该检查一下各处螺栓连接的完

好程度,检查轴承中润滑油是否足够、干净,检查出水阀、压力表及真空表上的旋塞阀是否处于合适位置,供配电设备是否完好。

(2)盘车检查:用手转动机组的联轴器,凭经验感觉其转动的轻重是否均匀,有无异常声响。目的是为了检查水泵及电动机内有无不正常的现象,例如,是否有转动零件松脱后卡住、杂物堵塞、泵内冻结、填料过紧或过松、轴承缺油及轴弯曲变形等问题。

6.3.1.3 运行检查

(1)振动和异常杂声。随时注意有否诸如出水量少、杂音和振动较大等不正常现象。一旦出现不正常现象应立即停车检查,及时排除故障,防止事故发生。

(2)填料函的工作情况。水泵运行时,填料的松紧度应该适当。压盖过紧,填料箱渗水太少,起不到水封、润滑、冷却作用,容易引起填料发热、变硬,加快泵轴和轴套的磨损,增加水泵的机械损失;填料压得过松,渗水过多,造成大量漏水,或使空气进入泵内,降低本泵的容积效率,导致出水量减少,甚至不出水。一般情况下,填料的松紧度以每分钟能渗水 20 滴左右为宜,可用填料压盖螺纹来调节。

(3)轴承温度变化。轴承温升一般不应超过 30 ~ 40 ℃,最高温度不得超过 60 ~ 70 ℃。轴承温度过高,将使润滑失效,烧坏轴瓦或引起滚动体破裂,甚至会引起断轴或泵轴热胀咬死的事故。温升过高时应马上停车检查原因,及时排除。

(4)仪表观察。检查各种仪表工作是否正常,如电流表、电压表、真空表、压力表等。如发现读数过大、过小或指针剧烈跳动,都应及时查明原因,予以排除。如真空表读数突然上升,可能是进水口堵塞或进水池水面下降使吸程增加;若压力表读数突然下降,可能是进水管漏气、吸入空气或转速降低。

(5)进水池水位。防止水泵的进水管口淹没深度不够,导致在进水口附近产生旋涡,使空气进入泵内。应及时清理拦污栅和进水池中的漂浮物,以免阻塞进水管口。上述两者均会增大进水阻力,导致进口压力降低,甚至引起气蚀。

(6)定时做好泵站运行记录。定期记录水泵流量、扬程、电流、电压、功率等有关技术数据,严格执行岗位责任制和安全技术操作规程。

6.3.1.4 停车

(1)离心泵在停车时,应先将压力表关闭,再慢慢关闭出水闸阀,使动力机处于轻载状态,然后关闭真空表,最后停止电动机转动。

(2)若为多台机组,应逐台停车。

(3)停车后如需隔时间很长再开车,应将各部分的放水开关打开,将管内、泵壳内余水放空,以防止生锈或在冬季发生冻裂。

6.3.1.5 水泵常见故障与排除

水泵常见故障及排除方法见表6-2。

表6-2 水泵常见故障及排除方法

故障现象	产生原因	排除方法
启动后水泵不出水或出水量少	1. 启动前没有充水或未充满水	1. 停车重新充水
	2. 底阀未打开或滤水网堵塞	2. 修理或清除杂物
	3. 进水管口未淹没在水中或淹没深度不够	3. 降低进水管口,增加管口淹没深度
	4. 叶轮流道被堵塞	4. 打开泵盖,清除杂物
	5. 水泵转向不对或叶轮装反	5. 调整转向,重新安装叶轮
	6. 转速不够	6. 检查电压是否降低,调整转速
	7. 填料函及进水部分漏气	7. 加强密封、水封或修补管路
	8. 进水管路安装不合理,存有气囊	8. 改进进水管路,消除形成气囊部位
	9. 水面有旋涡,带入空气	9. 加大进水口淹没深度或采取措施
	10. 进水池水位下降或水泵安装过高	10. 调整水泵安装高度
	11. 抽水装置总扬程超过水泵扬程过多	11. 更改水泵型号

故障现象	产生原因	排除方法
水泵开启不动或功率过大	1. 填料压得过紧,泵轴弯曲磨损 2. 联轴器间隙过小 3. 电压过低 4. 泵内有杂物 5. 进水管吸入泥沙和泥沙堵死水泵 6. 流量过大	1. 松压盖,矫直修理泵轴 2. 调整间隙 3. 检查电路 4. 清除杂物 5. 排除泥沙 6. 适当关闭出水闸阀调节
机组有异常振动和噪声	1. 基础螺栓松动或安装不完善 2. 联轴器不同心或轴有弯曲 3. 转动部分松动或损坏 4. 轴承磨损 5. 进水管漏气 6. 叶轮孔道堵塞 7. 泵轴缺油 8. 发生气蚀 9. 有石块落入泵内	1. 拧紧螺栓,填实基础 2. 调整同心度,矫直或更换泵轴 3. 加固松动部分,更换损坏零件 4. 更换或修理轴承 5. 检查漏气部位,进行修补 6. 清除堵塞杂物 7. 加油至要求油位 8. 降低吸水高度 9. 清除石块
轴承过热	1. 轴承安装不良 2. 轴承磨损或松动 3. 轴承缺油和油太多 4. 油质差,不干净 5. 轴承损坏 6. 滑动轴承的甩油环不起作用 7. 轴向推力不平衡	1. 校正轴承 2. 修理或更换轴承 3. 调整加油量 4. 更换新油 5. 更换轴承 6. 调整油环位置和更换油环 7. 检查平衡位置
填料函过热	1. 填料压得过紧 2. 填料环位置不准 3. 填料函内冷却水不通 4. 泵轴与填料环的径向间隙过小	1. 调节填料压盖松紧 2. 调整填料环位置 3. 检查水封管路,保持畅通 4. 调整好泵轴与填料函的径向间隙

故障现象	产生原因	排除方法
填料函漏水过多	1. 填料磨损 2. 填料压的不紧 3. 水封水的水质差,泵轴磨损 4. 水封水压过大	1. 更换填料 2. 拧紧压盖或更换填料 3. 换清洁水,并修理泵轴 4. 减小水封水的压力
运行中扬程降低	1. 转速降低 2. 出水管道损坏 3. 叶轮损坏 4. 水中进入空气	1. 检查原动机及电源 2. 关小出水阀门,检查管道 3. 拆开修理 4. 检查进水管道及填料函的严密性

6.3.1.6 水泵保养及检修

水泵保养及检修包括日常保养、定期保养、小修和大修。日常保养主要指水泵部件及管道的养护与防腐保洁;定期保养是指每隔一段时间由操作人员进行的一次全面养护;小修是每年进行一次的检查维修,工程上通常称为岁修;大修是指每隔几年对水泵解体进行仔细清洗检查的全面检修。水泵保养及检修见表 6-3。

6.3.2 一体化净水器的维护管理

6.3.2.1 一体化净水器操作的一般要求

(1)在实际运转中,应根据原水水质条件和浊度变化,并结合不同净水器的特点选择混凝剂的种类与确定投加量。

(2)操作时务必注意净水器产品说明书中规定的正常工作压力或安全运行的额定压力,运转中控制在要求范围内。

(3)净水器的排泥周期与次数要根据原水浊度的变化适时调整,在保证正常运行效果的条件下,做到勤排少放。絮凝沉淀区宜定时排泥,一般排泥周期为:原水浊度不大于 100 mg/L 时为 24 h,浊度不大于 200 mg/L 时为 8 h,浊度不大于 500 mg/L 时为 3 ~4 h。排泥历时一般为 1 ~3 min。

表 6-3　水泵保养及检修

级别	保养检修内容	周期	完成人员
日常保养 （一级保养）	1. 保持水泵清洁 2. 观察水泵的运行,有无杂音或振动,保持正常运转 3. 检查各部位螺丝的松动情况,填料函松紧情况,轴承油质和油量,保持各部件正常 4. 填写水泵运行记录	每天进行	操作人员
定期保养 （二级保养）	1. 完成日常保养的全部内容 2. 压力表、真空表及其导管的清扫,保持各种表针的指示准确 3. 保持水封管正常冷却和密封	运行 720 h 进行一次	操作人员
小修 （岁修）	1. 完成定期保养的全部内容 2. 打开泵盖,取出转动部件 3. 轴承盖解体,清扫、换油、重新调整间隙 4. 对各部件进行肉眼检查和尺寸测量,并记录设备的检修档案 5. 修理在运行中发生的各种缺陷,更换零部件,紧固全部螺丝 6. 仔细调整联轴器同心度 7. 确定是否提前或推迟大修	运行 2 000 h 左右进 行一次	检修人员
大修	1. 对水泵进行解体,拆卸所有零件,仔细检查并清洗 2. 更换所有带有缺陷和损坏的零件 3. 测量并调整泵体间隙和同心度	运行5 000~ 12 000 h 进行一次	检修人员

（4）净水器一般可根据出水浊度或根据经验定时进行反冲洗。

（5）净水器运行中应定时检查水质，由专人操作管理，并建立必要的规章制度，确保净水器的正常运行。

6.3.2.2 维护管理

（1）保养。净水器一般每年要停机保养一次，主要内容如下：①全面检查并调换机体内损坏的零部件；②检查和补充滤料；③清洗和进行防腐维护。

（2）大修。根据净水器运行经验，一般应 3～5 年进行大修一次，主要内容如下：①更换和修理各种已损坏或已淘汰的配套设备、零部件以及更新滤料等；②彻底清扫和重新精心做防腐处理。涂刷前应先去除表面的氧化皮、油污等，然后干刷、吹净灰尘。内表面涂层，必须采用对水质无污染、对人体无害的防腐涂料。净水器外表应涂 1～2 道底漆，刷 2～3 道或 2～4 道面漆，并要求涂层外观均匀、光亮、平整等。

（3）停用。对于长期停用的净水器，应取出全部滤料予以清洗、干燥，存放于通风干燥的场所。

（4）故障排除。净水器的一般故障及排除措施见表6-4。

表 6-4　净水器的一般故障及排除措施

一般故障	原因	排除方法	备注
沉淀区絮体松散上飘，颜色发白	凝聚剂投加量过大	适当减少投加量	凝聚剂为硫酸铝
沉淀区絮体松散，颜色发红	凝聚剂投加量过大	适当减少投加量	凝聚剂为三氯化铁
絮体细小、澄清水浑浊	凝聚剂投加量不足	适当增加投加量	
絮体上升、澄清水浊度大于 20 mg/L	1.进水量过大 2.泥渣过多	1.调整进水量 2.及时排泥	
进水量、投药量正常，但出水不清	1.沉淀区积泥 2.滤料减少	1.冲洗积泥区域 2.增加滤料	

一般故障	原因	排除方法	备注
反冲洗周期缩短,冲洗次数频繁	1.进水量过大 2.滤料层积泥堵塞	1.稳定和控制流量 2.翻洗滤料	原水浊度不高时,运行周期一般为24 h左右
反冲洗滤料时,旋转管不动或转速较慢	1.喷嘴堵塞 2.轴承卡住或反冲洗压力不够	1.检查旋转管喷头与轴承 2.增加反冲洗水头	指安装旋转反冲洗装置的净水器
絮凝室絮体稀而小,甚至无絮体	1.絮凝剂投加量太少 2.中断投药	1.增加投药量,待絮凝到絮体正常后恢复正常投药量 2.检查加药装置	
沉淀区带出明显的絮体	1.进水量大于或投药量过大絮体变轻上浮 2.沉淀区局部堵塞	1.调整控制流量,减少投药量 2.冲洗堵塞部分	
滤料泄露	1.滤头损坏 2.滤板密封不好	1.调换滤头 2.封好滤板	
滤池水位上升过快,出水水质恶化	1.超过运行周期 2.滤料层积泥严重 3.局部滤料穿透 4.投药过少或中断	1.彻底反冲洗 2.翻洗滤料 3.反冲恢复砂面平整 4.调整加药使之恢复正常	

6.3.3 阀门及维护

6.3.3.1 闸阀的启闭要点

(1)闸阀的启闭应缓缓操作,防止水锤现象发生。

(2)管网中一般闸阀只能作启闭用,开就开足,关闭时要关严。只有蝶阀可做调节流量大小用,可处于微开、半开状态。

(3)当管网中同时关闭多处阀门时,应首先关闭高压端的大闸阀。开启闸阀时,应首先开启口径较小的低压阀门。

(4)闸阀启闭速度不宜过快,启闭程度应有显示标志。

6.3.3.2 闸阀的技术要求

(1)保持较高的闸阀启闭的完好率。在一定期限内启闭闸阀中漏失、错关和启闭不灵及找不到闸阀等情况,不应太多。

(2)所有闸阀半年至一年应巡回检查一次。

(3)主要干管上闸阀 1~2 年轮流启闭一次。

(4)配水管上的闸阀 2~3 年需维护和启闭一次。

6.3.3.3 阀门保管维护

保管维护的目的,是不让阀门在保管中损坏,或降低质量。而实际上,保管不当是阀门损坏的重要原因之一。

(1)阀门保管,应该井井有条,小阀门放在货架上,大阀门可在库房地面上整齐排列,不能乱堆乱垛,不要让法兰连接面接触地面。这不仅为了美观,主要是保护阀门不致被碰坏。

(2)由于保管和搬运不当,手轮打碎,阀杆碰歪,手轮与阀杆的固定螺母松脱丢失等等,这些不必要的损失,应该避免。

(3)对短期内暂不使用的阀门,应取出石棉填料,以免产生电化学腐蚀,损坏阀杆。

(4)对刚进库的阀门,要进行检查,如在运输过程中进了雨水或污物,要擦拭干净,再予存放。

(5)阀门进出口要用蜡纸或塑料片封住,以防进去脏东西。

（6）对能在大气中生锈的阀门加工面要涂防锈油，加以保护。

（7）放置室外的阀门，必须盖上油毡或苫布之类防雨、防尘物品。存放阀门的仓库要保持清洁干燥。

6.3.3.4　阀门使用维护

使用维护的目的，在于延长阀门寿命和保证启闭可靠。

（1）阀杆螺纹，经常与阀杆螺母摩擦，要涂一点黄油、二硫化钼或石墨粉，起润滑作用。

（2）不经常启闭的阀门，也要定期转动手轮，对阀杆螺纹添加润滑剂，以防咬住。

（3）室外阀门，要对阀杆加保护套，以防雨、雪、尘土锈污。

（4）如阀门系机械驱动，要按时对变速箱添加润滑油。

（5）要经常保持阀门的清洁。

（6）要经常检查并保持阀门零部件的完整性。如手轮的固定螺母脱落，要配齐，不能凑合使用，否则会磨圆阀杆上部的四方，逐渐失去配合可靠性，乃至不能开动。

（7）不要依靠阀门支持其他重物，不要在阀门上站立。

（8）阀杆，特别是螺纹部分，要经常擦拭，对已经被尘土弄脏的润滑剂要换成新的，因为尘土中含有硬杂物，容易磨损螺纹和阀杆表面，影响使用寿命。

6.3.3.5　闸阀的故障与排除

闸阀的故障与排除见表6-5。

表6-5　闸阀的故障与排除一览表

故障	产生原因	解决措施
阀杆端部和启闭钥匙间旋转打滑	规格不吻合，阀杆端部的四方形棱边磨损	及时修复
阀杆折断	阀杆的旋转方向搞错，阀门关严或全开时仍用力旋转或锈结	及时更新阀杆

故障	产生原因	解决措施
阀杆漏水	阀杆密封填料磨损	漏水轻者拧紧填料压盖螺栓,漏水严重时关闭闸阀,更换密封填料
闸阀板和杆脱落,使闸阀无法开启	主要是丝扣,挂销或箍销锈坏造成	一般应拆开阀体进行检修
自动排气阀漏水或不能自动排气	排除气阀结构上的缺陷,主要是排气阀的浮球变形或锈蚀卡住	及时检修或更换,平时应定期拆开阀体清洗
阀门无法关闭或关闭不严	阀体密封铜圈脱落、变形、接合面起槽或锈结	进行大修或更换阀门

6.3.4 水表的维护

(1)水表经常会受到外部环境的影响。环境的污染、温度的异常、外部力的碰撞,常使得水表外部甚至内部受到损坏。

(2)管道中水的流量超过水表所允许的过载流量值,水流速度过大,管道中水质带有侵蚀性,管道中杂质有时甚至堵塞水表,所有这些都有可能危及水表的运行状态。

(3)水表受到内部损伤或者运行时间过长后,机件损伤或磨损,它的灵敏度降低,造成计量不准。

(4)水表检定规程规定,正常使用的水表,首次检定合格后第一个检定周期为 6 年(口径 25 mm 及以下的水表)或 4 年(口径 32 ~ 42 mm 的水表)。

(5)6 年或 4 年后,则每 2 年检定一次,对用水量少的水表可以适当延长检定周期,但一般不得超过 3 年。检修后仍不能正常使用的水表,需进行更换。

(6)另外,水表受到环境污染、异常温度、外部撞击或者过大水力作用造成表壳破碎、表体腐蚀、机件严重损坏等情况,应进行突击性更换。

(7)修理后的水表需经校验合格方能使用。

(8)水表防冻。对于安装在室外的水表,可选用厚实的毛巾式布块将水表包实;也可以打开家中的水龙头,让水龙头保持刚成线流的状态,使水管中的水流动,可防水表、水管冻裂。如果水表已经被冻住,用热毛巾包在水表上,用温水(不超过 60 ℃)浇洒,切勿浇沸水、用火烘烤,防止损坏水表。

6.3.5 管道的防冻

防冻最有效的手段是,在龙头立管最低处设放水龙头,在干管上设截闸阀;在冬季夜间,将立管上的龙头打开,把水全部放净。

没有条件的地方可采取以下办法:

(1)在结冻不严重的地区,可在龙头立管上缠扎稻草之类(旧衣服、棉絮等)的保温材料。

(2)在比较严重的地区,可在龙头立管周围用水泥管或砖砌成防冻围井,内填稻糠或锯末之类的保温材料,也可用珍珠岩保温砖将龙头立管包扎。

(3)管道结冰时,可以采取热水浇烫、蒸汽融化、浸油火烧、烫筋插入、喷灯火烤等方法进行处理。管道冻裂不严重时可用电焊焊接,冻裂严重时需换新管。

(4)如果水龙头和水管(PPR 和 PVC 管材)已被冻住,可以自行用电吹风烘吹,或用毛巾包裹后慢慢用温水浇淋,同时可取硬物轻轻拍打水管,直到管内的冰冻消融,自来水顺利流出。

6.4　水厂经营管理

6.4.1　管理体制

管理体制的核心是确立管理主体。针对农村供水工程点多、面广、分散、管理难度大的特点，为确保工程良性运行，持久发挥效益，在全国大力推行用水户参与管理的模式，成立用水合作组织，切实赋予用水户知情权、参与权和监督权，增强用水户的责任感，使用水户能够把供水工程当做自己的财产来管护。

（1）规模较大的集中供水工程，组建工程管理委员会。工程管理委员会成员由水行政主管部门、受益乡村集体组织代表和用水户代表组成。为保障用水户的权益，用水户代表在工程管理委员会成员总数中要占一定的比例。工程管理委员会下设供水站，具体负责供水工程的运行管理。集中供水工程入村部分原则上由本村用水合作组织负责管理。

集中供水工程较多的县（市），可以组建县级供水工程管理委员会，下设供水工程管理总站，对乡镇集中供水工程和跨村工程实行统一管理。其他集中供水工程在协商一致的前提下，也可委托管理总站管理。

（2）规模较小的集中供水工程，按受益范围组建用水合作组织负责管理。在县级水行政主管部门和乡镇政府的指导下，按照自愿组织、自愿参加、民主议事、民主决策、互利互惠的原则组建用水合作组织，国家补助资金所形成的资产明确归用水合作组织集体所有。可由用水合作组织自己经营管理供水工程，也可面向社会引入市场竞争机制，实行所有权与经营权分离，通过承包、租赁、拍卖经营管理权等形式确定经营管理者。

用水合作组织要建立健全监督机制，所有涉水事务、财务状况、人员聘用等都要公开透明，接受用水户、当地政府和社会的监督。要定期向会员代表会报告工作,并在醒目位置设置公告栏,向用水户公开水费标准、用水量、水费收入与支出等情况。

(3)联户兴建的供水工程,成立工程管护小组,协商解决出工、出资及水费计收等事务。每处供水工程都要建立管护公约,对工程由谁来管护,水费收多少、如何收,枯水期超额用水加收多少水费等都要作出明确规定。

(4)以农户自用为主的微型分散供水工程,实行"自建、自有、自用、自管"。

(5)由私人投资或股份制修建的供水工程,由投资者确定管理方式,但应接受政府和行业主管部门的监督。

6.4.2　运行机制

适应社会主义市场经济体制的要求,建立灵活有效的供水工程运行机制,增强经营管理活力,保证工程良性运行。

6.4.2.1　合理确定水价,强化水费计收和管理

按照计量供水、补偿成本、合理收益、优质优价、公平负担的原则合理确定水价,并根据供水成本、费用及市场供求的变化情况适时调整。制定农民生活用水定额,超定额累进加价。对二、三产业供水实行成本加利润,利润部分补贴生活用水水费收入的不足。

供水单位要加强财务管理,执行国家的财务会计制度,建立健全内部财务管理制度。推行水费民主决策制度,保证水费的合理、高效利用。建立严格的工程折旧费、维修养护费管理制度,保证资金安全和专款专用。定期对水价、水量、水费收支特别是工程折旧费的管理和使用情况进行公示;接受政府、用水户及社会监督检查。承包费、租赁费要专户储存,用于工程的大修、改造。

6.4.2.2　建立高效的管理制度

供水单位要参照水利部颁发的《村镇供水站定岗标准》确定管理人员人数。单位负责人由工程管理委员会、用水合作组织通过公开竞争方式选任,定期考评。其他岗位人员要统一考试,按精简高效

的原则定岗择优聘用,持证上岗。严格控制人员编制,减少冗员,降低工程管理和运行成本。建立合理的分配机制,按照市场经济规律,采取灵活多样的分配办法,把职工收入与岗位责任和工作绩效紧密联系起来。

6.4.2.3 建立有效的约束监督制度

工程管理委员会、用水合作组织、供水单位不仅要接受水利、卫生、物价、审计等部门的监督检查,建立定期和不定期报告制度,还要接受用水户和社会的监督、质询和评议。供水单位要建立健全内部管理制度,规范管理行为,在确保安全生产和正常供水的基础上,不断提高管理水平和服务质量。

6.4.2.4 加强用水管理,实行节约用水

供水单位要优先保证工程设计范围内居民生活用水需要。在水资源条件允许的条件下,经当地水行政主管部门批准,可以适当扩大供水范围。

供水单位要对用水户逐户登记造册,与用水户签订供用水合同,并发放用水户手册。用户改建、扩建或拆迁用水设施,要经供水单位批准,由专业人员实施。新增用水户要向供水单位提交书面用水申请,办理上户手续。

积极推广和使用节水技术、产品和设备,实行计划用水和节约用水。在缺水地区,逐步实行用水定额管理和超定额累进加价制度,通过技术、经济等多种措施,推行节约用水。

6.4.3 水质检验和监测

加强水质检验工作。供水单位要建立以水质为核心的质量管理体系,建立严格的取样、检测和化验制度,按照现行的《生活饮用水卫生标准》、《村镇供水工程技术规范》和《村镇供水单位资质标准》等有关标准和操作规程,定期对水源水、出厂水和管网末梢水进行水质检验,并完善检测数据的统计分析和报表制度。日供水量在 1 000 m^3 以上的供水单位要建立水质化验室,根据有关规定配备与供水规

模和水质检验要求相适应的检验人员及仪器设备。日供水量在
1 000～200 m^3 的供水单位要逐步具备检验能力。日供水量在200
m^3 以下的供水单位要有人负责水质检验工作。

完善农村饮水安全监测体系。地方卫生部门与水利部门加强信
息沟通与工作配合,落实人员、任务、责任、仪器设备和必要的经费。
县级疾病预防控制机构设立水质监测中心或指定专兼职人员负责水
质监测工作。加强对饮用水水源、水厂供水和用水点的水质监测,及
时掌握饮用水水源环境、供水水质状况。以规模较大的集中供水站
为依托,分区域设立监测点,对小型和分散供水工程定期进行水质监
测。

6.4.4　供水服务体系

农村供水工程量大面广,特别是相当多的单村供水工程和分散
供水工程由用水户直接管理,专业化管理程度低,有必要建立完善的
社会化服务保障体系,向供水单位和用水户提供技术服务。县、乡两
级可以组建由供水单位自愿参加的供水协会。供水协会以服务为宗
旨,指导会员单位建立健全规章制度,总结推广管理经验,提供信息、
技术和维修服务等。

6.4.5　应急机制

县乡政府根据当地具体情况,制定农村饮水安全保障应急预案。
成立应急指挥机构,建立技术、物资和人员保障系统,落实重大事件
的值班、报告、处理制度,形成有效的预警和应急救援机制。当原水、
供水水质发生重大变化或供水水量严重不足时,水行政主管部门和
供水单位必须立即采取措施并报请当地人民政府及时启动应急
预案。

第7章 饮水安全应急处理

7.1 应急预案

为防止和减少农村饮水安全事故的发生,建立紧急情况下快速、有效的事故抢险和应急处理机制,切实提高保障农村饮水安全和处置突发事件的能力,最大限度地预防和减少因突发事件造成农村饮水困难及其造成的损害,确保农村供水安全,保障农村居民饮水安全,维护人民的生命健康,稳定广大人民群众生产生活正常秩序,促进社会全面、协调、可持续发展,确保社会稳定,各级政府应根据辖区内农村饮水安全工程现状,制定农村饮水安全应急预案。

7.1.1 适用范围

农村饮水应急预案适用于农村饮水安全突发性事件的预防和应急处置,突发性事件包括:

(1)发生特大旱情,造成农村群众饮用水源水量严重不足。

(2)农村群众饮用水源或供水设施遭受生物、化学、毒剂、病毒、油污、放射性物质等污染,致使水质超标。

(3)地震、泥石流、洪灾、火灾等自然灾害导致饮用水源、供水设施遭到破坏。

(4)爆破、采矿等生产活动或地质构造变迁等导致饮用水源水量严重不足或供水设施遭到破坏。

(5)人为破坏导致农村饮水不安全。

7.1.2 指挥体系及职责

7.1.2.1 指挥体系

省、市(州)、县三级水行政主管部门设立相应的农村饮水安全应急领导小组,负责组织指挥农村饮水安全应急工作。领导小组下设办公室及专家组,负责处理日常事务。各乡镇、供水管理单位也要成立相应的应急机构,具体负责本辖区、本单位的饮水安全应急工作。

7.1.2.2 职责

1)领导小组职责

(1)贯彻、落实国家、省、市有关重大生产安全事故预防和应急救援的规定。

(2)及时了解掌握农村饮水安全重大事故情况,指挥、协调和组织重大事故的应急工作,根据需要向上级政府和水利部门报告事故情况和应急措施。

(3)审定农村饮水安全应急预案。

(4)在应急响应时,负责协调、组织公安、水利、环保、卫生等相关部门开展应急救援工作。

(5)指导、督促、检查下级农村饮水安全应急领导机构的工作。

2)领导小组办公室职责

领导小组办公室负责领导小组的日常工作。具体职责是:起草农村饮水安全应急预案;收集、分析、整理农村饮水安全突发事件的相关信息,并及时向领导小组报告;对农村饮水安全工程不定期进行检查,发现并治理潜在隐患;协调、指导事发地应急领导机构组织勘察、设计、施工力量开展抢险、排险、应急加固、恢复重建等工作;协调公安、水利、环保、卫生等部门开展应急救援工作;协助专家组开展相关工作;及时传达和执行上级政府的各项决策和指令,并检查和报告执行情况;组织应急响应期间的新闻发布工作。

3)成员单位职责

领导小组各成员单位应在领导小组的统一领导下,积极、有效地开展工作,应服从领导小组的安排、调遣。水利部门应及时、准确判断突发事件的类别、造成饮水不安全的规模,提出相应应急预警级别,承担应急期间解决农村群众临时性吃水困难的送水任务,负责应急期间有关材料、设备的调配和维修;卫生部门负责应急期间的水质检测、化验及防疫工作,组织开展医疗救援工作;环保部门负责应急期间水环境污染检测及防治工作;公安部门负责应急期间事发区域的安全、保卫工作;财政部门负责应急期间抢险救援资金的筹集工作;农业、扶贫、发改等部门在应急期间应按照领导小组安排,各负其责,有力开展工作。

4)专家组职责

领导小组专家组由水利、环保、卫生、交通、电力、通信等相关部门专家组成,负责领导小组的技术支持工作。其职责是:参加领导小组统一组织的活动及专题研究;应急响应时,按照领导小组要求研究分析事故信息和有关情况,为应急决策提供咨询和建议;参与事故调查,对事故处理提出咨询意见;接受领导小组的指派,对地方给予技术支持。

5)各乡镇农村饮水安全应急机构职责

各乡镇应成立相应农村饮水安全应急领导机构,负责本乡镇范围内农村饮水安全突发事件的处置。其职责是:拟定本乡镇农村饮水安全应急预案,建立健全饮水安全应急工作制度;准确掌握本乡镇饮水安全工作信息,及时向同级人民政府和上级应急领导机构报告事故情况;指挥、协调本乡镇农村饮水安全突发事件的应急救援工作。

7.1.3 预防及预警

7.1.3.1 监控机构

各级政府水行政主管部门负责本地区农村饮水安全突发事故的

监测、检查、预警工作,要设立并公开农村饮水安全突发事故报警电话,多渠道获取本地区相关农村饮水安全信息,对监测信息进行汇总分析,及时向当地政府及上级应急领导机构报告。

7.1.3.2 预防

1)信息监测和收集

农村饮水安全相关日常信息监测内容包括:旱情信息、水源地周边环境污染信息、饮用水水源水质污染信息、供水设施安全信息等。旱情信息由各级水利局负责监测,水源地周边环境污染信息由环保局负责监测,饮用水水源水质污染信息由卫生防疫部门负责监测,供水设施安全信息由各乡镇相关部门负责监测。

为有效预防和处置农村饮水安全突发性事件,应建立应急信息报告制度。应急信息报告应坚持"迅速、准确、全面"原则,不得瞒报、漏报、迟报,报告内容要客观真实,不得主观臆断。因客观原因一时难以准确掌握的信息,应及时报告基本情况,同时抓紧了解情况,随后补报详情。突发事件发生后,现场人有责任和义务立即拨打应急报警电话报告。最先接到事故信息的单位应在第一时间报告当地应急机构和政府,如发生重大突发性事件,可直接报告县级或县级以上应急领导机构。有关应急机构接到报告后,应立即派员前往现场进行确认,一经确认,须立即向上一级应急领导机构报告,同时尽快写出事故快报,报送上级应急领导机构。若系水源传染性疾病、水源严重污染引起突发事件,应同时报送水利、环保、卫生等部门。

2)信息报告

农村饮水安全应急办事机构是农村饮水安全日常监测信息、突发性事件信息受理和向上级报告的责任主体,任何单位和个人有权向其报告突发性事件。农村饮水安全应急办事机构应及时受理、分析相关信息,并向上级应急领导机构报告。

3)预防工作

为了预防农村饮水安全突发性事件的发生,一是要切实加强农村饮水安全工作的领导,明确专门办事机构和专职工作人员。各农村饮用水安全工作领导小组为农村饮水安全工作的领导机构,领导小组办公室为专门办事机构。各乡镇也要建立相应领导机构和办事机构,确定专人负责此项工作。二是要建立农村饮水安全水质监管体系和检测网络。根据国家发改委、水利部下发的《农村饮水安全项目建设管理办法》,卫生防疫部门负责农村饮用水水质的检测、监测,对检测信息进行汇总分析并做出报告。三是要开展农村饮水安全风险隐患的普查和监控。水利部门要组织力量对农村饮水安全工程进行风险隐患普查,对可能引发饮水安全问题的隐患,要限期加以整改。四是要加强农村饮用水水源地的保护,尤其是规模较大的集中式供水工程的水源地,要设立警示标志,防止各类污染、破坏。对可能引发水源地污染、破坏的隐患,环保、水利等部门要及时进行治理、清除,防患于未然。

7.1.3.3　预警

1)预警

根据农村饮水安全日常监测信息分析结果,对可能发生和可以预警的突发性事件要进行预警。预警级别依据农村饮水安全突发性事件可能造成的危害程度、紧急程度和发展势态,划分为四级:突发事件造成 2 万人以上饮水不安全的为Ⅰ级(特别严重),用红色表示;突发事件造成 1 万~2 万人饮水不安全的为Ⅱ级(严重),用橙色表示;突发事件造成 0.5 万~1 万人饮水不安全的为Ⅲ级(较重),用黄色表示;突发事件造成 0.1 万~0.5 万人饮水不安全的为Ⅳ级(一般),用蓝色表示。

2)预警发布

政府水行政主管部门为预警发布机关,发布的预警信息包括突发农村饮水安全事件的类别、预警级别、起始时间、可能影响范围、警示事项、应采取的措施等。预警信息的发布、调整和解除可通过广播、电视、报刊、通信、信息网络等方式进行,对老、幼、病、残、孕等特殊人群以及学校等特殊场所应当采取有针对性的公告方式,可通过通信、专人送达等方式进行告知。

7.1.4 应急响应

出现饮水安全突发事件,供水单位应立即向上一级饮水安全应急机构和当地人民政府报告,并先期进行处理;各级饮水安全应急机构在获取信息后,应在半小时内向上一级饮水安全应急机构和当地人民政府报告。

对应饮水预防预警等级,应急响应划分为四级。县农村饮水安全突发事件应急指挥部负责全县重大饮水安全事件和跨乡镇饮水安全事件的指挥调度。乡镇饮水安全应急指挥机构负责组织实施本乡镇饮水安全事件的应急、抢险、抢修、恢复重建等方面的工作。供水单位负责本单位供水安全突发事件的处置。凡上一级应急预案启动,下一级预案随之自行启动。

7.1.4.1 Ⅰ级响应

当发生特别严重饮水安全突发事件时,应立即发布Ⅰ级预警,启动Ⅰ级应急响应预案,启动以下工作程序。

1)工作会商

Ⅰ级响应工作会商由县饮水安全突发事件应急指挥部负责人召集,参加人员包括相关部门工作人员及技术人员;会商方式采用集体会商;会商内容应包括调查、核实工作内容、指导方案、处置方案、救援方式等。

2)工作部署

县农村饮水安全突发事件应急指挥部接到报告后,应迅速组织相关部门和技术人员开展工作,做出工作部署,明确工作责任,在半小时内将突发情况上报县人民政府,并立即派出现场工作组,对有关情况进行调查、核实,指导乡(镇)人民政府做好抢险救援、事件调查和处置工作。

3）部门联动

按照农村饮水安全突发事件应急工作领导小组各成员单位的职责和工作要求,协作配合,明确分工,并按照具体任务要求,立即派出工作人员到现场指导工作。

4）方案启动

（1）抢险救灾。当供水安全突发事件发生,造成居民的基本生活用水得不到保障时,当地政府可采取向受灾区派出送水车,启用应急备用水源,异地调水,组织技术人员对工程建筑物进行抢修等措施,保障受灾居民的基本生活用水。

（2）医疗救护。事件发生地应急机构要配合当地政府加强对水致疾病和传染病的监测、报告,落实各项防病措施,并派出医疗救护队,紧急救护中毒、受伤人员。

（3）社会力量动员与参与。出现应急事件后,应急机构应与当地政府一起发动群众参与建筑物的抢险、修复工作,确保工程及早恢复供水。

5）宣传动员

在发生饮水安全突发事件后,各级应急机构应做好宣传发动,稳定群众情绪,防止发生疫情,防止发生恐慌,保持社会秩序稳定。

7.1.4.2　Ⅱ级响应

当发生严重饮水安全突发事件时,应立即发布Ⅱ级预警,启动Ⅱ级应急响应预案,启动以下工作程序。

1）工作会商

Ⅱ级响应工作会商由县饮水安全突发事件应急指挥部负责人召集,参加人员包括相关部门工作人员及技术人员,会商方式采用集体会商,会商内容应包括调查、核实工作内容、指导方案、处置方案、救援方式等。

2）工作部署

县、乡镇农村饮水安全突发事件应急指挥部接到报告后,应迅速组织相关部门和技术人员开展工作,做出工作部署,明确工作责任,在半小时内将突发情况上报县人民政府,并立即派出现场工作组,对有关情况进行调查、核实,指导乡(镇)人民政府做好抢险救援、事件调查和处置工作。

3)部门联动

按照农村饮水安全突发事件应急工作领导小组各成员单位的职责和工作要求,由各部门协作配合,明确分工,立即派出工作人员到现场指导工作。

4)方案启动

当供水安全突发事件发生,造成居民的基本生活用水得不到保障时,当地政府可采取向受灾区派出送水车,启用应急备用水源,异地调水,组织技术人员对工程建筑物进行抢修等措施保障居民的基本生活用水。

(1)抢险救灾。在应急领导机构的统一指挥调度下,有关单位和部门应各司其职,团结协作,有效控制事态蔓延,最大程度地减小损失。

(2)医疗救护。事件发生地应急机构要配合当地政府加强对水致疾病和传染病的监测、报告,落实各项防病措施,并派出医疗救护队,紧急救护中毒、受伤人员。

(3)社会力量动员与参与。出现应急事件后,应急机构应与当地政府一起发动群众参与建筑物的抢险、修复工作,确保工程及早恢复供水。

5)宣传动员

在发生饮水安全突发事件后,各级应急机构应做好宣传发动,稳定群众情绪,防止发生疫情,防止发生恐慌,保持社会秩序稳定。

7.1.4.3 Ⅲ级响应

当发生较重饮水安全事件时,应立即发布Ⅲ级预警,启动Ⅲ级应急响应预案,启动以下工作程序。

1)工作会商

Ⅲ级响应工作会商由乡镇应急指挥部负责人召集,会商后报县应急指挥部。参加人员有乡直部门工作人员及技术人员,会商方式采用集体会商,会商内容应包括调查、核实工作内容、指导方案、处置方案、救援方式等。

2) 工作部署

县、乡镇农村饮水安全突发事件应急指挥部接到报告后,迅速组织相关部门和技术人员开展工作,做出工作部署,明确工作责任,在半小时内将突发情况上报县人民政府,并立即派出现场工作组,对有关情况进行调查、核实,指导乡(镇)人民政府做好抢险救援、事件调查和处置工作。

3) 部门联动

按照农村饮水安全突发事件应急工作领导小组各成员单位的职责和工作要求,应急处置由各部门协作配合,明确分工,具体任务要求,立即派出工作人员到现场指导工作。

4) 方案启动

当供水安全事件发生,造成居民的基本生活用水得不到保障时,当地政府可采取向受灾区派出送水车,启用应急备用水源,异地调水,组织技术人员对工程建筑物进行抢修等措施保证居民的基本生活用水。

(1)抢险救灾。在应急领导机构的统一指挥调度下,有关单位和部门应各司其职,团结协作,有效控制事态蔓延,最大程度减小损失。

(2)医疗救护。事件发生地应急机构要配合当地政府加强对水致疾病和传染病的监测、报告,落实各项防病措施,并派出医疗救护队,紧急救护中毒、受伤人员。

(3)社会力量动员与参与。出现应急事件后,应急机构应与当地政府一起发动群众参与建筑物的抢险、修复工作,确保工程及早恢复供水。

5) 宣传动员

在发生饮水安全突发事件后,各级应急机构应做好宣传发动,稳定群众情绪,防止发生疫情,防止发生恐慌,保持社会秩序稳定。

7.1.4.4　Ⅳ级响应

当发生一般饮水安全事件时,应立即发布Ⅳ级预警,启动Ⅳ级应急响应预案,启动以下工作程序。

1)工作会商

Ⅳ级响应工作会商由乡镇应急指挥部负责人召集,参加人员有乡直部门工作人员及技术人员,会商方式采用集体会商,会商内容应包括调查、核实工作内容、指导方案、处置方案、救援方式等。

2)工作部署

乡镇农村饮水安全突发事件应急指挥部接到报告后,迅速组织相关部门和技术人员开展工作,做出工作部署,明确工作责任,在半小时内将突发情况上报县人民政府,并立即派出现场工作组,对有关情况进行调查、核实,指导乡(镇)人民政府做好抢险救援、事件调查和处置工作。

3)部门联动

按照农村饮水安全工作领导小组各成员单位分工职责和工作要求,应急处置由各部门协作配合,明确分工,具体任务要求,立即派出工作人员到现场指导工作。

4)方案启动

当供水安全事件发生,造成居民的基本生活用水得不到保障时,当地政府可采取向受灾区派出送水车,启用应急备用水源,异地调水,组织技术人员对工程建筑物进行抢修等措施保证居民的基本生活用水。

(1)抢险救灾。在应急领导机构的统一指挥调度下,有关单位和部门应各司其职,团结协作,有效控制事态蔓延,最大程度地减小损失。

(2)医疗救护。事件发生地应急机构要配合当地政府加强对水致疾病和传染病的监测、报告,落实各项防病措施,并派出医疗救护队,紧急救护中毒、受伤人员。

(3)社会力量动员与参与。出现应急事件后,应急机构应与当地政府一起发动群众参与建筑物的抢险、修复工作,确保工程及早恢复供水。

5)宣传动员

在发生饮水安全突发事件后,各级应急机构应做好宣传发动,稳定群众情绪,防止发生疫情,防止发生恐慌,保持社会秩序稳定。

7.1.4.5 响应结束

当饮水安全突发事件得到有效控制,居民的基本生活用水得到保证时,县、乡(镇)应急领导机构可宣布应急结束,并协助当地进一步修复供水基础设施,恢复正常供水秩序。

事件处理完毕后,由县农村饮水安全突发事件应急指挥部办公室发布结束公告,报上级突发公共事件应急机构备案。

7.1.5 应急保障

各级政府,各有关部门,各供水、用水单位要尽快成立农村饮水安全突发事件应急领导机构,明确人员及职责,根据饮水安全突发事件等级,迅速作出反应,组织会商,从组织上保障饮水安全突发事件得到及时、有效的处理。各饮水安全突发事件应急指挥机构要设立专门的报警电话,安排人员轮班值守,保证信息及时、准确、快速传递。

7.1.5.1 资金保障

各级地方政府要设立农村饮水安全应急专项资金,列入各级财政预算,按照事故等级划分,由应急领导机构报本级政府,申请调用农村饮水安全应急专项资金。

7.1.5.2 物资保障

各级领导机构制定抢险、救援物资调配方案。发生事故时,由当地政府统一对物资进行调配,确保物资及时供应。以县级水利部门为主,准备一定数量的拉运水车,在县域范围内分片依托集中供水站储备一定数量的管材、水泥等建材,以及必要的消毒药片等,也可就近与主要供货商建立协作关系,由厂家、商家代为一定储备。有条件的县应采购 1 ~ 2 台移动水处理车,并配备一定数量的储水箱或水袋等容器。还应该在市县水利部门建立移动水质化验室,配备快速且自动化程度较高的仪器设备,在各县水利部门配备包括快速的监测设备和水样采送的交通工具,加强对农村供水水源的监测;较大的集中供水要配备必要的水质检测设备和人员,进行常规指标的检测。

7.1.5.3　应急备用水源准备

根据本地实际情况,在农村大型集中供水工程、易旱地区落实供水工程应急备用水源,建立应急供水保障机制。供水规模在 1 万人以上的村镇集中供水工程,应当明确备用水源地,建设适度规模的应急备用水源。水质应达到国家饮用水卫生标准,水量能满足应急用水要求。

7.1.5.4　应急队伍保障

水利部门应落实应急送水队伍,紧急情况下,可组织消防、交通、城建等有关部门,承担应急期间为农村群众解决临时性吃水困难送水及供水设备维修等任务。要保证应急交通工具的优先安排、优先调度、优先放行,确保运输畅通。

7.1.5.5　医疗保障

卫生部门要落实医疗卫生应急专业技术队伍,当发生人员伤亡或饮水中毒事件后,应根据需要,立即组织医疗卫生技术队伍及时赶赴现场开展医疗救治、疾病预防控制等卫生应急工作,并调配必需的药物、医疗器械和救援设备等物资,支援现场救治和防疫工作。

7.1.5.6　电力、通信保障

电力、通信部门要建立相应的应急电力、通信保障制度和方案。应急期间,要保证抢险救援工作所需的电力、通信畅通。各级农村饮水安全应急领导机构要设立专门的报警电话,安排人员轮班值守,保证指示、信息及时、准确、快速传递。

7.1.5.7　治安维护

公安部门要负责做好受灾区的治安管理工作,依法严厉打击破坏救灾行动和工程设施安全的行为,保证救援工作的顺利进行,维护正常社会秩序。

7.1.5.8　技术保障

要建立农村饮水安全应急专家库,为应急处置提供决策咨询和服务,根据应急处置工作需要,调集有关专家和技术队伍,支持现场应急处置工作。同时要加强对供水工程管理人员的技术和应急处置培训,并加强对分散供水户的技术指导和宣传。

7.1.6　后期处置

7.1.6.1　调查与评估

农村饮水安全应急终止后一周内,供水单位和同级农村饮水安全应急领导机构向上级应急领导机构提交书面总结报告。总结报告包括事故原因、发展过程及造成的后果分析、评价、采取的主要应急响应措施及其效果、主要经验教训等内容。应急领导机构要对事故进行调查评估,总结经验,查找问题,提出整改建议,进一步做好应急工作。

7.1.6.2　恢复重建

恢复重建工作由事发地政府负责,需要上级政府援助的,由事发地政府提出请求。政府有关部门根据调查评估报告和受灾地区恢复重建计划提出解决建议或意见,按有关规定报批后组织实施。

卫生部门要继续加强对事发区域水质的监测,直到水质达到国家《生活饮用水卫生标准》的要求后,方可恢复供水。

7.1.6.3　奖励与责任追究

各级政府、有关部门对参加农村饮水安全突发事件应急处置工作作出突出贡献的集体和个人给予表彰和奖励,对在处置工作中有失职、渎职等行为或迟报、漏报、瞒报重要情况的有关责任人,要依照有关法律、法规给予行政处分,直至追究刑事责任。

7.2 常见突发事件与应急处理

7.2.1 干旱期间农村饮用水应急卫生处理

7.2.1.1 集中式供水

（1）启用备用水源时应对水质进行检测，水源水质应符合国家生活饮用水水源水水质卫生规定。

（2）备用水源水要经过净化消毒制水工艺并符合生活饮用水水质卫生规定。

（3）备用水源水域要设立保护区，禁止排放有毒有害物质，如废水、废渣、垃圾、粪便等。

7.2.1.2 分散式供水

（1）供水水源。要尽量距离畜厩、粪池、生活和生产污水排放口30 m远。

（2）水质净化。对浑浊水加明矾等混凝剂，充分搅匀，待静置澄清后，弃去沉渣。

混凝剂使用方法：明矾 100～150 mg/L，即 25 L（25 kg）的桶，每桶加 2.5～3.75 g。

硫酸铝 50～100 mg/L，即 25 L（25 kg）的桶，每桶加 1.25～2.5 g。

碱式氯化铝 30～60 mg/L，即 25 L（25 kg）的桶，每桶加 0.75～1.5 g。

（3）水质消毒。常选用稳定性漂（白）粉精（有效氯 60%～70%）、漂白粉（25%）二氯异氰尿酸钠（又名优氯净 60%）、灭菌片等。使用时将药片先放入碗中碾碎，加入少量水搅匀后，将上清液倒入水中混匀，半小时后方可使用。使用方法如下：

井水消毒：投药量为每立方米（1 000 kg）井水加漂粉精片 10片，或漂白粉 10 g，或二氯异氰尿酸钠 4 g，或灭菌片 20 片。公用井投药每日 2～3 次，家庭井每日 1 次（井水水量计算公式：水量（m³）=

井水深(m)×水面直径平方米(m^2)×0.8)。

缸(桶)水消毒:投药量为每 100 L 水(2 担水)加漂粉精片 1~2 片,或漂白粉 1~2 g,或二氯异氰尿酸钠 0.4~0.8 g,或灭菌片 2 片。

(4)饮用水需经煮沸后方可饮用。

7.2.2 洪灾期间农村饮用水应急卫生处理

7.2.2.1 集中式供水

(1)取用的水源水必须经过沉淀过滤和消毒处理,其供水水质应符合国家生活饮用水水质规定。

(2)经消毒后半小时,水中余氯应达到 0.7 mg/L,保证灭菌效果。

(3)饮用水必须经过煮沸后,方可饮用。

(4)退水后被淹没的水源和供水设施重新启用前必须清洗消毒,检查细菌学指标合格后方可启用。

7.2.2.2 分散式供水

(1)井水和缸(桶)水净化消毒与干旱期间应急卫生处理相同。

(2)水质消毒:使用的消毒剂和使用方法与干旱期间应急卫生处理相同。而投药量则是干旱期间的 1 倍以上,即每立方米(1 000 kg)井水加漂粉精片 20 片,或漂白粉 20~40 g 或二氯异氰尿酸钠 8 g,或灭菌片 40 片。消毒半小时后,水中余氯应达到 0.7 mg/L。

(3)饮用水必须经过煮沸后,方可饮用。

(4)经水淹的井必须进行清淘、冲洗与消毒。先将水井淘干,清除淤泥,用清水冲洗井壁、井底,再除去污水。待水井自然渗水到正常水位后,进行消毒,投药量为每立方米(1 000 kg)井水加漂粉精片 100 片,或漂白粉 100~200 g,或二氯异氰尿酸钠 40 g,或灭菌片 200 片。浸泡 12~24 h 后,抽出井水,待自然渗水到正常水位时,按正常消毒方法消毒,即可投入正常使用。

附录

生活饮用水卫生标准（GB 5749—2006）

1　范围

本标准规定了生活饮用水水质卫生要求、生活饮用水水源水质卫生要求、集中式供水单位卫生要求、二次供水卫生要求、涉及生活饮用水卫生安全产品卫生要求、水质监测和水质检验方法。

本标准适用于城乡各类集中式供水的生活饮用水，也适用于分散式供水的生活饮用水。

2　规范性引用文件

下列文件中的条款通过本标准的引用而成为本标准的条款。凡是标注日期的引用文件，其随后所有的修改单（不包括勘误内容）或修订版均不适用于本标准，然而，鼓励根据本标准达成协议的各方研究是否可使用这些文件的最新版本。凡是不注明日期的引用文件，其最新版本适用于本标准。

GB 3838　地表水环境质量标准

GB/T 5750　生活饮用水标准检验方法

GB/T 14848　地下水质量标准

GB 17051　二次供水设施卫生规范

GB/T 17218　饮用水化学处理剂卫生安全性评价

GB/T 17219　生活饮用水输配水设备及防护材料的安全性评价标准

CJ/T 206　城市供水水质标准

SL 308　村镇供水单位资质标准

卫生部　生活饮用水集中式供水单位卫生规范

3　术语和定义

下列术语和定义适用于本标准。

3.1　生活饮用水　drinking water

供人生活的饮水和生活用水。

3.2　供水方式　type of water supply

3.2.1　集中式供水　central water supply

自水源集中取水,通过输配水管网送到用户或者公共取水点的供水方式,包括自建设施供水。为用户提供日常饮用水的供水站和为公共场所、居民社区提供的分质供水也属于集中式供水。

3.2.2　二次供水　secondary water supply

集中式供水在入户之前经再度储存、加压和消毒或深度处理,通过管道或容器输送给用户的供水方式。

3.2.3　农村小型集中式供水　small central water supply for rural areas

日供水在 1 000 m^3 以下(或供水人口在 1 万人以下)的农村集中式供水。

3.2.4　分散式供水　non – central water supply

用户直接从水源取水,未经任何设施或仅有简易设施的供水方式。

3.3　常规指标　regular indices

能反映生活饮用水水质基本状况的水质指标。

3.4　非常规指标　non – regular indices

根据地区、时间或特殊情况需要的生活饮用水水质指标。

4　生活饮用水水质卫生要求

4.1　生活饮用水水质应符合下列基本要求,保证用户饮用安全。

4.1.1　生活饮用水中不得含有病原微生物。

4.1.2　生活饮用水中化学物质不得危害人体健康。

4.1.3　生活饮用水中放射性物质不得危害人体健康。

4.1.4 生活饮用水的感官性状良好。

4.1.5 生活饮用水应经消毒处理。

4.1.6 生活饮用水水质应符合表1和表3卫生要求。集中式供水出厂水中消毒剂限值、出厂水和管网末梢水中消毒剂余量均应符合表2要求。

4.1.7 农村小型集中式供水和分散式供水的水质因条件限制,部分指标可暂按照表4执行,其余指标仍按表1、表2和表3执行。

4.1.8 当发生影响水质的突发性公共事件时,经市级以上人民政府批准,感官性状和一般化学指标可适当放宽。

4.1.9 当饮用水中含有附录A表A.1所列指标时,可参考此表限值评价。

表1 水质常规指标及限值

指标	限值
1. 微生物指标[①]	
总大肠菌群(MPN/100 mL 或 CFU/100 mL)	不得检出
耐热大肠菌群(MPN/100 mL 或 CFU/100 mL)	不得检出
大肠埃希氏菌(MPN/100 mL 或 CFU/100 mL)	不得检出
菌落总数(CFU/ mL)	100
2. 毒理指标	
砷(mg/L)	0.01
镉(mg/L)	0.005
铬(六价,mg/L)	0.05
铅(mg/L)	0.01
汞(mg/L)	0.001
硒(mg/L)	0.01
氰化物(mg/L)	0.05

指标	限值
氟化物(mg/L)	1.0
硝酸盐(以 N 计,mg/L)	10 地下水源限制时为20
三氯甲烷(mg/L)	0.06
四氯化碳(mg/L)	0.002
溴酸盐(使用臭氧时,mg/L)	0.01
甲醛(使用臭氧时,mg/L)	0.9
亚氯酸盐(使用二氧化氯消毒时,mg/L)	0.7
氯酸盐(使用复合二氧化氯消毒时,mg/L)	0.7
3.感官性状和一般化学指标	
色度(铂钴色度单位)	15
浑浊度(NTU – 散射浊度单位)	1 水源与净水技术 条件限制时为3
臭和味	无异臭、异味
肉眼可见物	无
pH(pH 单位)	不小于6.5且不大于8.5
铝(mg/L)	0.2
铁(mg/L)	0.3
锰(mg/L)	0.1
铜(mg/L)	1.0
锌(mg/L)	1.0
氯化物(mg/L)	250

续表1

指标	限值
硫酸盐(mg/L)	250
溶解性总固体(mg/L)	1 000
总硬度(以 $CaCO_3$ 计,mg/L)	450
耗氧量(COD_{Mn}法,以 O_2 计,mg/L)	3 水源限制,原水耗氧量 >6 mg/L 时为 5
挥发酚类(以苯酚计,mg/L)	0.002
阴离子合成洗涤剂(mg/L)	0.3
4. 放射性指标[②]	指导值
总 α 放射性(Bq/L)	0.5
总 β 放射性(Bq/L)	1

注:①MPN 表示最可能数;CFU 表示菌落形成单位。当水样检出总大肠菌群时,应进一步检验大肠埃希氏菌或耐热大肠菌群;水样未检出总大肠菌群,不必检验大肠埃希氏菌或耐热大肠菌群。

②放射性指标超过指导值,应进行核素分析和评价,判定能否饮用。

表2 饮用水中消毒剂常规指标及要求

消毒剂名称	与水接触时间	出厂水中限值	出厂水中余量	管网末梢水中余量
氯气及游离氯制剂(游离氯,mg/L)	至少 30 min	4	≥0.3	≥0.05
一氯胺(总氯,mg/L)	至少 120 min	3	≥0.5	≥0.05
臭氧(O_3,mg/L)	至少 12 min	0.3		0.02 如加氯, 总氯≥0.05
二氧化氯(ClO_2,mg/L)	至少 30 min	0.8	≥0.1	≥0.02

表3 水质非常规指标及限值

指标	限值
1. 微生物指标	
贾第鞭毛虫(个/10 L)	<1
隐孢子虫(个/10 L)	<1
2. 毒理指标	
锑(mg/L)	0.005
钡(mg/L)	0.7
铍(mg/L)	0.002
硼(mg/L)	0.5
钼(mg/L)	0.07
镍(mg/L)	0.02
银(mg/L)	0.05
铊(mg/L)	0.000 1
氯化氰(以 CN⁻ 计,mg/L)	0.07
一氯二溴甲烷(mg/L)	0.1
二氯一溴甲烷(mg/L)	0.06
二氯乙酸(mg/L)	0.05
1,2 - 二氯乙烷(mg/L)	0.03
二氯甲烷(mg/L)	0.02
三卤甲烷(三氯甲烷、一氯二溴甲烷、二氯一溴甲烷、三溴甲烷的总和)	该类化合物中各种化合物的实测浓度与其各自限值的比值之和不超过1
1,1,1 - 三氯乙烷(mg/L)	2
三氯乙酸(mg/L)	0.1

指标	限值
三氯乙醛(mg/L)	0.01
2,4,6 - 三氯酚(mg/L)	0.2
三溴甲烷(mg/L)	0.1
七氯(mg/L)	0.0004
马拉硫磷(mg/L)	0.25
五氯酚(mg/L)	0.009
六六六(总量,mg/L)	0.005
六氯苯(mg/L)	0.001
乐果(mg/L)	0.08
对硫磷(mg/L)	0.003
灭草松(mg/L)	0.3
甲基对硫磷(mg/L)	0.02
百菌清(mg/L)	0.01
呋喃丹(mg/L)	0.007
林丹(mg/L)	0.002
毒死蜱(mg/L)	0.03
草甘膦(mg/L)	0.7
敌敌畏(mg/L)	0.001
莠去津(mg/L)	0.002
溴氰菊酯(mg/L)	0.02
2,4 - 滴(mg/L)	0.03
滴滴涕(mg/L)	0.001
乙苯(mg/L)	0.3

指标	限值
二甲苯(mg/L)	0.5
1,1 - 二氯乙烯(mg/L)	0.03
1,2 - 二氯乙烯(mg/L)	0.05
1,2 - 二氯苯(mg/L)	1
1,4 - 二氯苯(mg/L)	0.3
三氯乙烯(mg/L)	0.07
三氯苯(总量, mg/L)	0.02
六氯丁二烯(mg/L)	0.000 6
丙烯酰胺(mg/L)	0.000 5
四氯乙烯(mg/L)	0.04
甲苯(mg/L)	0.7
邻苯二甲酸二(2 - 乙基己基)酯(mg/L)	0.008
环氧氯丙烷(mg/L)	0.000 4
苯(mg/L)	0.01
苯乙烯(mg/L)	0.02
苯并(a)芘(mg/L)	0.000 01
氯乙烯(mg/L)	0.005
氯苯(mg/L)	0.3
微囊藻毒素 - LR(mg/L)	0.001
3.感官性状和一般化学指标	
氨氮(以 N 计, mg/L)	0.5
硫化物(mg/L)	0.02
钠(mg/L)	200

表 4 农村小型集中式供水和分散式供水部分水质指标及限值

指标	限值
1. 微生物指标	
菌落总数（CFU/mL）	500
2. 毒理指标	
砷（mg/L）	0.05
氟化物（mg/L）	1.2
硝酸盐（以 N 计，mg/L）	20
3. 感官性状和一般化学指标	
色度（铂钴色度单位）	20
浑浊度（NTU - 散射浊度单位）	3 水源与净水技术条件限制时为 5
pH（pH 单位）	不小于 6.5 且不大于 9.5
溶解性总固体（mg/L）	1 500
总硬度（以 $CaCO_3$ 计，mg/L）	550
耗氧量（COD_{Mn} 法，以 O_2 计，mg/L）	5
铁（mg/L）	0.5
锰（mg/L）	0.3
氯化物（mg/L）	300
硫酸盐（mg/L）	300

5 生活饮用水水源水质卫生要求

5.1 采用地表水为生活饮用水水源时应符合 GB 3838 要求。

5.2 采用地下水为生活饮用水水源时应符合 GB/T 14848 要求。

6 集中式供水单位卫生要求

6.1 集中式供水单位的卫生要求应按照卫生部《生活饮用水集中式供水单位卫生规范》执行。

7 二次供水卫生要求

二次供水的设施和处理要求应按照 GB 17051 执行。

8 涉及生活饮用水卫生安全产品卫生要求

8.1 处理生活饮用水采用的絮凝、助凝、消毒、氧化、吸附、pH 调节、防锈、阻垢等化学处理剂不应污染生活饮用水,应符合 GB/T 17218 要求。

8.2 生活饮用水的输配水设备、防护材料和水处理材料不应污染生活饮用水,应符合 GB/T 17219 要求。

9 水质监测

9.1 供水单位的水质检测

供水单位的水质检测应符合以下要求。

9.1.1 供水单位的水质非常规指标选择由当地县级以上供水行政主管部门和卫生行政部门协商确定。

9.1.2 城市集中式供水单位水质检测的采样点选择、检验项目和频率、合格率计算按照 CJ/T 206 执行。

9.1.3 村镇集中式供水单位水质检测的采样点选择、检验项目和频率、合格率计算按照 SL 308 执行。

9.1.4 供水单位水质检测结果应定期报送当地卫生行政部门,报送水质检测结果的内容和办法由当地供水行政主管部门和卫生行政部门商定。

9.1.5 当饮用水水质发生异常时应及时报告当地供水行政主管部门和卫生行政部门。

9.2 卫生监督的水质监测

卫生监督的水质监测应符合以下要求。

9.2.1 各级卫生行政部门应根据实际需要定期对各类供水单位的供水水质进行卫生监督、监测。

9.2.2 当发生影响水质的突发性公共事件时，由县级以上卫生行政部门根据需要确定饮用水监督、监测方案。

9.2.3 卫生监督的水质监测范围、项目、频率由当地市级以上卫生行政部门确定。

10 水质检验方法

生活饮用水水质检验应按照 GB/T 5750 执行。

附录 A （资料性附录）

表 A.1 生活饮用水水质参考指标及限值

指标	限值
肠球菌(CFU/100 mL)	0
产气荚膜梭状芽孢杆菌(CFU/100 mL)	0
二(2-乙基己基)己二酸酯(mg/L)	0.4
二溴乙烯(mg/L)	0.00 005
二噁英(2,3,7,8-TCDD,mg/L)	0.000 000 03
土臭素(二甲基萘烷醇,mg/L)	0.000 01
五氯丙烷(mg/L)	0.03
双酚 A(mg/L)	0.01
丙烯腈(mg/L)	0.1
丙烯酸(mg/L)	0.5
丙烯醛(mg/L)	0.1
四乙基铅(mg/L)	0.000 1
戊二醛(mg/L)	0.07

指标	限值
甲基异莰醇-2(mg/L)	0.000 01
石油类(总量,mg/L)	0.3
石棉(>10 μm,万个/L)	700
亚硝酸盐(mg/L)	1
多环芳烃(总量,mg/L)	0.002
多氯联苯(总量,mg/L)	0.000 5
邻苯二甲酸二乙酯(mg/L)	0.3
邻苯二甲酸二丁酯(mg/L)	0.003
环烷酸(mg/L)	1.0
苯甲醚(mg/L)	0.05
总有机碳(TOC,mg/L)	5
萘酚-β(mg/L)	0.4
黄原酸丁酯(mg/L)	0.001
氯化乙基汞(mg/L)	0.000 1
硝基苯(mg/L)	0.017
^{226}镭和^{228}镭(pCi/L)	5
氡(pCi/L)	300

参 考 文 献

[1] 孙士权.村镇供水工程[M].郑州:黄河水利出版社,2008.

[2] 许保玖.给水处理理论[M].北京:中国建筑工业出版社,2000.

[3] 张世瑕.村镇供水[M].北京:中国水利水电出版社,2005.

[4] 刘玲花,周怀东,等.农村安全供水技术手册[M].北京:化学工业出版社, 2005.

[5] 水利部农村水利司.供水工程施工与设备工程安装[M].北京:中国建筑工业出版社,1995.

[6] 孙士权,汪彩文,马军,等.去除太湖B支流水中铁锰的试验研究[J].工业水处理,2007,27(11):42-44.

[7] 孙士权,马军,黄晓东,等.高锰酸盐强化去除太湖原水中稳定铁锰生产试验研究[J].中国给水排水,2007,23(15):26-33.

[8] 孙士权,马军,黄晓东,等.高锰酸盐预氧化去除太湖原水中稳定性铁、锰[J].中国给水排水,2006,22(21):6-13.

[9] 水利部.村镇供水工程技术规范[S].北京:中国水利水电出版社,2004.

[10] 水利部.关于加强村镇供水工程管理的意见[J].中国水利,2004(21):93-95.

[11] 水利部农村饮水安全中心.县级农村饮水安全工程"十一五"规划指南[R].2007.

[12] GB/T 6111—2003 流体输送用热塑性塑料管材耐内压试验方法[S].

[13] GB 50268—2008 给水排水管道工程施工及验收规范[S].

[14] GB 50275—2010 风机、压缩机、泵安装工程施工及验收规范[S].

[15] GB 50150—2006 电气装置安装工程 电气设备交接试验标准[S].

[16] GB 50057—1994(2000版)建筑物防雷设计规范[S].

[17] GB 50300—2001 建筑工程施工质量验收统一标准[S].

[18] SL 223—2008 水利水电建设工程验收规程[S].

[19] GB 50141—2008 给水排水构筑物工程施工及验收规范[S].

[20] 张朝升.小城镇给水厂设计与运行管理[M].北京:建筑工业出版社,2009.

[21] 董洁,田伟君.农村用水管理与安全[M].北京:建筑工业出版社,2010.

[22] 陈维杰,杨二,等.水致疾病风险与饮水安全技术[M].郑州:黄河水利出版社,2009.

[23] GB 5749—2006 生活饮用水卫生标准[S].

[24] 梁好,盛选军,刘传胜.饮用水安全保障技术[M].北京:化学工业出版社,2007.

[25] 秦钰惠,凌波,等.饮用水卫生与处理技术[M].北京:化学工业出版社,2002.

[26] 曲久辉,等.饮用水安全保障技术原理[M].北京:科学出版社,2010.

[27] 卫生部.生活饮用水水质卫生规范[S].2001.

[28] 蔡宏道,过基同,王子石,等.中国医学百科全书.环境卫生学[M].上海:上海科学技术出版社,1987.

[29] 曹新宏.浅谈农村饮水安全与供水工程管理[J].中国水运,2007,5(10):197-198.

[30] 张勤,李俊奇.水工程施工[M].北京:中国建筑工业出版社,2005.

[31] 许其昌.给水排水管道施工及验收规范实施手册[M].北京:中国建筑工业出版社,1998.

[32] 薛金龙.饮用水卫生检测技术[M].北京:华夏出版社,1993.

[33] 王胜.水泵故障诊断与性能检测[M].广州:华南理工大学出版社,1987.

[34] 郑达谦.给水排水工程施工[M].4版.北京:中国建筑工业出版社,1998.

[35] 上海市政工程设计研究院.给水排水设计手册(第1、3、10、11册)[M].4版.北京:中国建筑工业出版社,2004.

[36] 县级农村饮水安全工程"十一五"规划指南[EB/OL].www.sx - watersupply.gov.cn.

[37] 以点带面 扎实做好农村饮水安全工作来源[EB/OL].长江水利网,2010 - 06 - 22.

[38] 韩洪军,杜茂安.水处理工程设计计算[M].北京:中国建筑工业出版社,2006.

[39] 迪恩普尔,等.反渗透膜在农村饮用水处理的应用[M].北京:中国环境科学出版社,2008.